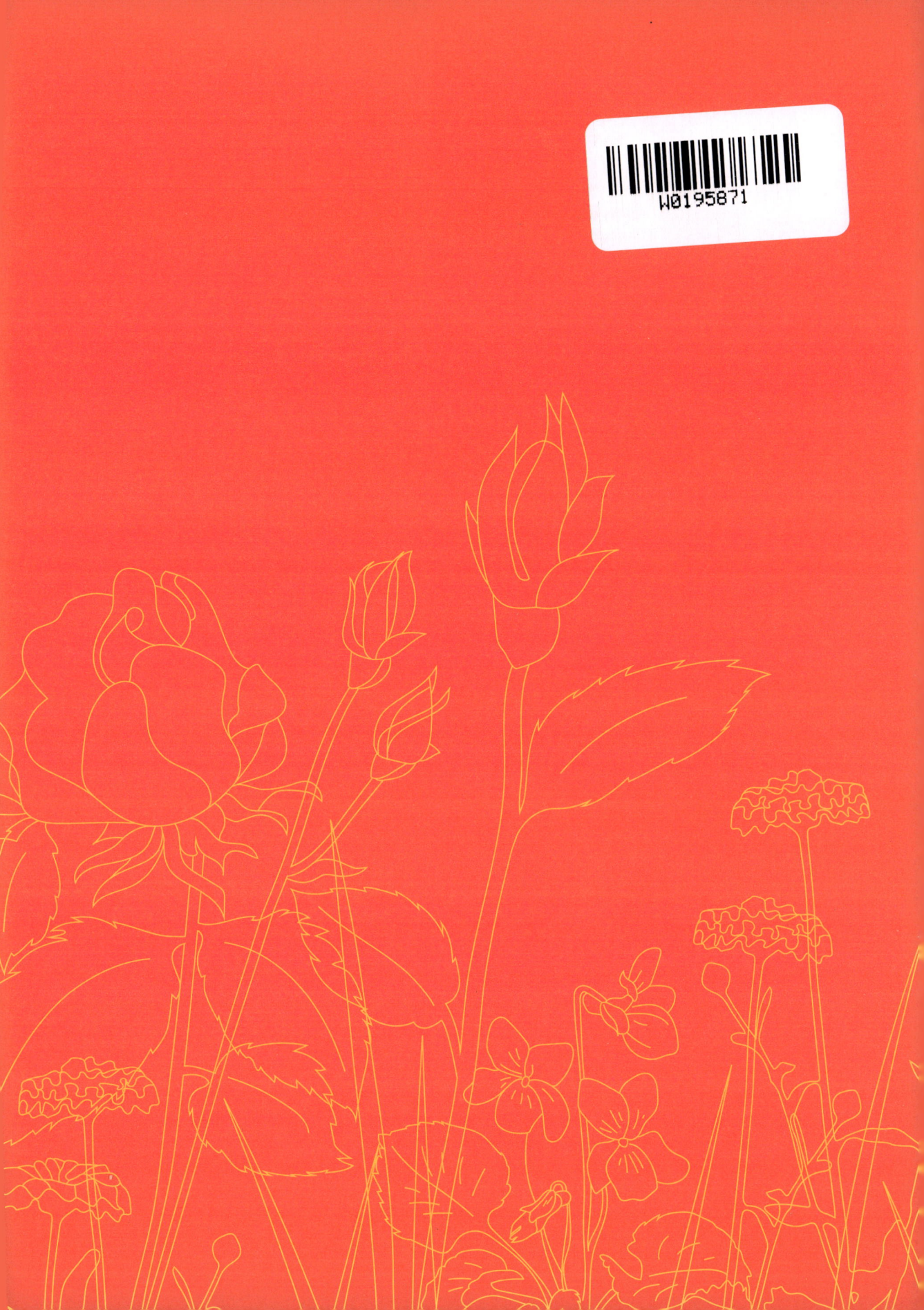

JULIET ROBERTS

MIT DER SPRACHE DER BLUMEN

Aus dem Englischen übersetzt von
Werner Richter

Ausgabe 2021

MÜNZE ÖSTERREICH AG, Wien
Druck:
Gugler GmbH, Melk an der Donau
Gestaltung:
Goldener Salon GmbH, Wien

ISBN 978-3-950-47143-4

INHALT

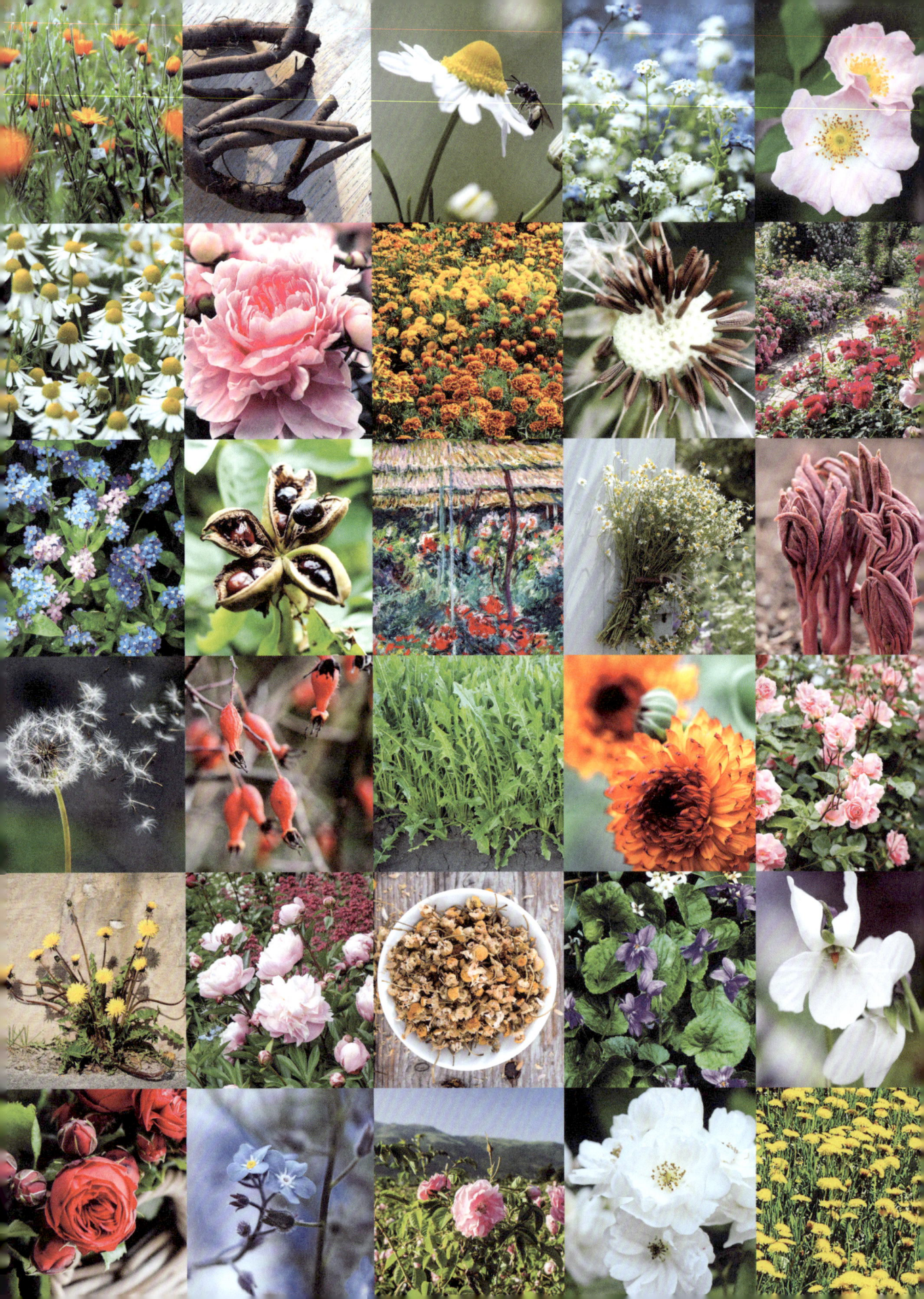

MIT DER SPRACHE DER BLUMEN

Schon seit Menschengedenken werden mit Blumen Botschaften übermittelt. Ob es nun Gefühle der Liebe, Sehnsucht und Freundschaft, Glückwünsche oder Beileidsbezeugungen sind, diese höchst effektive Form der nonverbalen Verständigung nützt man auf der ganzen Welt und in allen Generationen. Vor allem im frühen 19. Jahrhundert gab es großes Interesse an dieser Sprache der Blumen. Damals erschien eine Fülle von Büchern zu diesem Thema, die oft präzise Listen mit „traditionellen" Bedeutungen und Verhaltensregeln enthielten. Obwohl manche Autoren so taten, als sei die den Blumen zugeschriebene Symbolik universell, hatten alle Länder, Kulturen und Regionen ihr eigenes spezielles florales Idiom, zudem veränderten sich die Interpretationen im Laufe der Zeit. Und so ist es zweifellos auch heute noch.

Natürlich nimmt jede Tradition irgendwann ihren Anfang. In *The Culture of Flowers* nennt der Anthropologe Jack Goody die Blumensymbolik eine „quasi fiktive Ethnographie" und „konstruierte ‚Sprache', die als Wissenssystem fast nur auf sich selbst verweist". Demnach dürfen wir uns mit Fug und Recht aus jeder Quelle bedienen, die uns gefällt, und ganz unterschiedliche Zeiten, Kulturen und Länder miteinander kombinieren. In diesem Buch betrachten wir sieben bekannte Pflanzen – die Kamille, den Löwenzahn, die Ringelblume, die Pfingstrose, das Veilchen, das Vergissmeinnicht und die Rose – und ihre Bedeutungen in Geschichte und Volksglauben, ihre Eigenschaften und heilkundlichen Anwendungen.

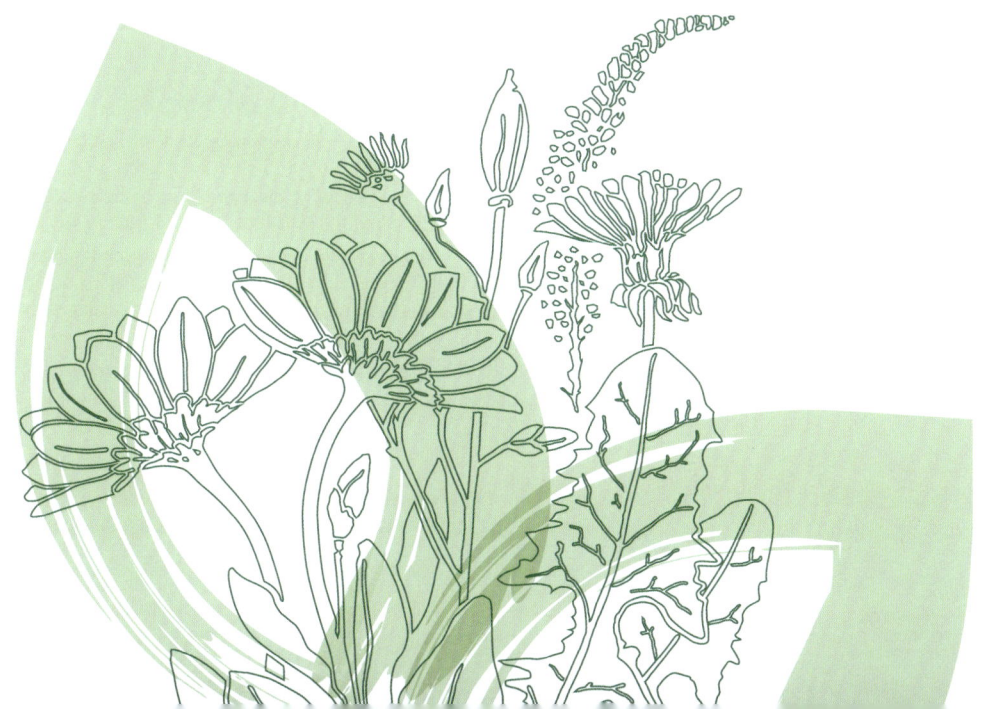

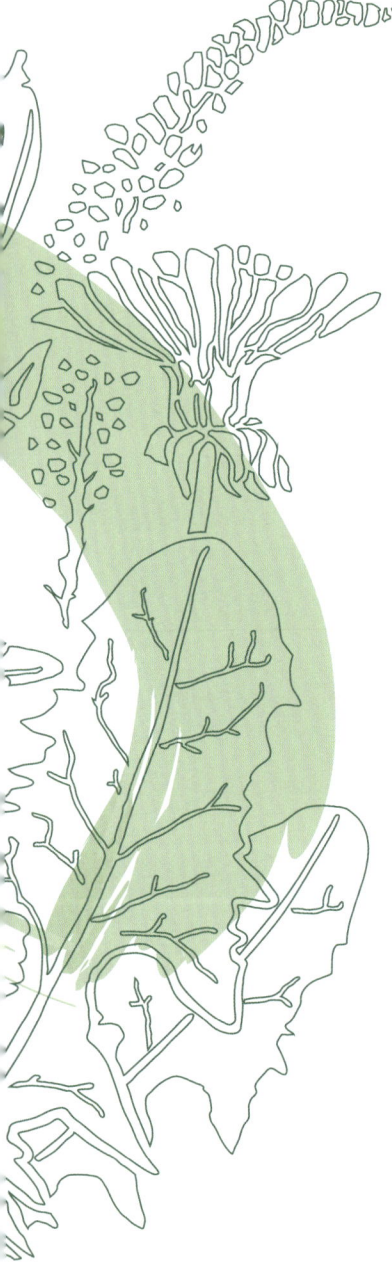

HISTORISCHER RAHMEN

Wie hat alles angefangen? Wann Blumen erstmals als Kommunikationsmittel genutzt wurden, ist nicht bekannt, aber wir können den Kontext verstehen, in dem dies geschah. Pflanzen haben in der Menschheitsgeschichte eine elementare Rolle gespielt, sowohl in praktischer als auch in emotionaler Hinsicht: Unsere Vorfahren verbrachten viel Zeit im Freien und hatten eine weitaus innigere Verbindung zur Natur und der Vegetation darin als die meisten heutigen Menschen. In *Plant Lore and Legend* schreibt die Naturschriftstellerin Ruth Binney: „So viele Volksmärchen, Mythen und Aberglauben über Pflanzen spiegeln diese urtümliche Verbundenheit ebenso wie unser Bedürfnis, die Wunder und Geheimnisse der Natur zu erklären."

Pflanzen sprachen nicht nur die Sinne an – Sehen und Tasten, Geruch und Gehör –, sie waren auch als Nahrungsmittel überlebenswichtig. Der frühe *Homo sapiens* suchte nach essbaren Gewächsen, von denen er viele später anbaute und züchtete. Da der Ernteertrag über Leben und Tod entscheiden konnte, entwickelten sich zahlreiche Rituale, Aberglauben und Volksbräuche, um eine fruchtbare Anbausaison zu begünstigen.

Pflanzen dienten überdies zur Heilung und Linderung verschiedenster Beschwerden. Ausgrabungen zeigen, dass Arzneien aus Wurzeln, Blättern, Blüten und Rinde schon vor 60.000 Jahren in Gebrauch waren. Die alten Ägypter, Griechen und Römer verbesserten das Spektrum der pflanzlichen Medizin und deren Wirksamkeit erheblich, indem sie Methoden entwickelten, um die nützlichen Inhaltsstoffe aus den Pflanzen zu extrahieren. Wie diese tatsächlich heilten, blieb aber noch lange ein Geheimnis, daher wurden sie stets hoch geschätzt und sogar als magisch angesehen.

Darüber hinaus lieferten Pflanzen die Materialien für so existenzielle Dinge wie Unterkünfte, Bettzeug, Stoffe und Möbel, aber ebenso für Färbemittel, Dekorationsartikel, Verzierungen und Musikinstrumente.

Duftende Blumen nutzte man gern als Parfum, um den wegen der mangelnden Hygiene allgegenwärtigen Gestank zu überdecken. Generell bekamen Pflanzen mit guten Eigenschaften positive Kräfte zugeschrieben, während jene mit schädlichen Merkmalen, etwa Giftpflanzen, mit Bösem oder Unangenehmem assoziiert waren.

Überlieferungen antiker Kulturen wie Ägypten, Griechenland und Rom belegen, dass Blumen seit Jahrtausenden allein wegen ihrer Schönheit geschätzt wurden: Man verschenkte sie und schmückte Feiern und spirituelle Zeremonien mit ihnen. So geht das japanische *Hanami*-Fest, das die vergängliche Schönheit der Kirschblüte würdigt, mindestens bis in die Heian-Periode (794–1185) zurück. In Mexiko spielen Studentenblumen seit langem eine wichtige Rolle bei den Feierlichkeiten zum Tag der Toten *(El Día de los Muertos)*, die vermutlich im 16. Jahrhundert ihren Anfang nahmen. Die frühen Christen verzierten unter dem Einfluss der römischen Saturnalien ihre Häuser und Kirchen im Winter mit immergrünen Pflanzen, und die keltischen Druiden glaubten, dass die weißbeerige Mistel böse Geister fernhält.

SYMBOLIK, GLAUBE UND BEDEUTUNGEN

Zweifellos ist die Botanik von jeher eng mit unserer Lebensweise, Gesundheit und Gefühlswelt verwoben. Jede „Bedeutung", die mit einer Pflanze verknüpft ist, beruht auf zahllosen – objektiven oder subjektiv wahrgenommenen – Faktoren wie dem Aussehen, charakteristischen Merkmalen, ihrem Lebensraum und der Jahreszeit, in der sie anzutreffen ist. Der schwer auszurottenden Klette mit ihren klebrigen Früchten schreibt man etwa „Aufdringlichkeit" zu, dafür wird das stark duftende und früh blühende Maiglöckchen, ein Vorbote des Frühlings, mit der „Wiederkehr des Glücks" in Verbindung gebracht.

Auch die Farben beeinflussen die Inhalte, die wir mit Blumen verbinden. Häufige Assoziationen sind: Rot mit Liebe, Leidenschaft und Lebenskraft, Weiß mit Unschuld und Reinheit, Schwarz mit Trauer und Tod, Blau mit Spiritualität und Wahrheit, Violett mit Königswürde und Macht. Duftet eine Blume, ist dies natürlich positiv, während fehlender Duft vor allem bei prächtigen Exemplaren als negative Eigenschaft gilt. Nährwert und Heilkraft, aber desgleichen die Fähigkeit, als Gift zu wirken, sind ebenso wichtig wie kulturelle Assoziationen und esoterische Vorstellungen über Magie, Mystik, Folklore, Legenden und Aberglaube.

Im Westen lassen sich zahlreiche Vorstellungen über Pflanzen bis zu den alten Griechen, Römern, Ägyptern und Kelten zurückverfolgen. Viele „Bedeutungen" der Blumen kennt man seit Jahrhunderten, besonders jene im Zusammenhang mit religiösen Feiertagen, Hochzeiten, Beerdigungen, Jubiläen und sogar dem Valentinstag. Eine Rolle spielten Blumen auch bei Schlüsselmomenten des historischen Wandels, religiösen Umbrüchen und wissenschaftlichen Entdeckungen. So verboten die frühen Christen ihre Verwendung in religiösen Zeremonien, weil sie die Tradition ablehnten, den heidnischen Göttern Opfer darzubringen. Doch schon im Mittelalter schmückte man Kirchen und christliche Feste wieder mit Blumen, wobei insbesondere die Lilie, die Rose und das Veilchen zu wichtigen religiösen Symbolen wurden.

Der schwedische Biologe Carl von Linné (1707–1778) war überzeugt, dass sich alle Lebewesen sexuell reproduzierten und jede Pflanze männliche und weibliche Geschlechtsorgane besäße (Staubgefäß und Stempel oder „Mann und Frau", wie er es etwas kurios ausdrückte). Linné entwickelte ein botanisches System zum Klassifizieren und Benennen aller Gewächse nach der Anzahl und Position ihrer Staubgefäße und Stempel. Diese Methode, die er sein „Sexualsystem" nannte, erfreute sich dank ihrer faszinierenden, geradezu anstößigen erotischen Konnotationen sowie auch wegen ihrer praktischen Anwendbarkeit größter Beliebtheit. Später wurde sie durch das ebenfalls von Linné erfundene System der binären Nomenklatur abgelöst, das noch heute in Gebrauch ist.

Es deuten die Blumen des Herzens Gefühle,
Sie sprechen manch' heimliches Wort,
Sie neigen sich traulich am schwankenden Stiele,
Als zöge die Liebe sie fort.
Sie bergen verschämt sich im deckenden Laube,
Als hätte verraten der Wunsch sie dem Raube.

aus „Die Blumensprache"
Franz Schubert (1797–1828)

LADY MARY UND DIE SPRACHE DER BLUMEN

Formen der Blumensymbolik entwickelten sich in verschiedenen Teilen der Welt, doch als Verfasserin eines fundierten Katalogs von Regeln und Bedeutungen, der als „Sprache der Blumen" bekannt ist, gilt Lady Mary Wortley Montagu (1689–1762). Die adelige Schriftstellerin begleitete ihren Mann in die Türkei, als dieser 1716 zum britischen Botschafter in Konstantinopel bestellt wurde. Während ihrer Zeit dort faszinierte sie die einheimische Kultur, insbesondere das „*Selam*", ein verschlüsselter Code, den die Frauen in den Harems erschaffen hatten.

Zum Entschlüsseln dieser „Geheimsprache" ordnete man Blumen und anderen Dingen Reimwörter zu, um bestimmte Botschaften zu erzeugen. Im Laufe ihres zweijährigen Aufenthalts pflegte Lady Mary eine ausgiebige Korrespondenz mit Freunden und Familie, die 1763 nach ihrem Tod als *Turkish Embassy Letters* veröffentlicht wurde. Darin schreibt sie: „Keine Farbe, keine Blume, kein Kraut, keine Frucht, kein Gewürz, kein Kiesel und keine Feder ohne einen Vers dazu; und so kann man streiten und tadeln, Leidenschaft, Freundschaft oder nur Höflichkeiten und Nachrichten austauschen, ohne Tinte an den Fingern zu haben."

Andererseits erkannte der österreichische Historiker und Orientalist Joseph von Hammer-Purgstall gravierende Widersprüche in Lady Marys Aussagen. In seinem Essay *Sur le Langage des Fleurs* (1809) merkt er an: „Eine Sprache, die ein jeder kennt, wäre für zwei insgeheim Liebende wohl kaum von Nutzen, da sie schon der leiseste Verdacht das Leben kosten könnte." Er meint weiter, dass *selam* zwar von Haremsdamen verwendet wurde, diese es aber „in der Muße ihres einsamen Alltags erfanden und zum Vergnügen oder als Chiffre für lesbische Avancen einsetzten".

Doch trotz Lady Marys eventuell ungenauer Interpretation des orientalischen Liebeswerbens verbreitete sie die Idee, mit Hilfe von Blumen verschlüsselte Botschaften der Liebe und des Begehrens zu versenden. Die Blumensprache kam zunächst in Großbritannien auf, wo ihr Buch erstmals verlegt wurde, und verbreitete sich dann nach Frankreich. Dort erschienen gegen Ende der Napoleonischen Kriege um 1815 zahlreiche Bücher wie das *Abécédaire de Flore ou Langage des Fleurs* (1811), *Oracles de Flore* (1816), *Emblème des Fleurs* (1825) und das sehr einflussreiche *Le Langage des Fleurs* (1819), verfasst von Charlotte de Latour, dem Pseudonym von Madame Louise Cortambert.

Diese Bücher waren zumeist im Geiste der Empfindsamkeit verfasst, sie enthielten alphabetische Listen von Blumenbedeutungen, die die Sprache der Liebe und Romantik erforschten und Rat in Liebesangelegenheiten gaben. Einige offerierten botanische Details, Anekdoten, interessante Fakten, Erzählungen und mitunter Lyrik. Nicht selten war der Text farbig illustriert, und die wunderschön gebundenen Bände machten sich vorzüglich als Geschenk. Anfangs waren sie vor allem bei der wohlhabenden Mittel- und Oberschicht beliebt, doch die Verleger sahen bald ihre Chance darin, ein breiteres Spektrum an Titeln zu produzieren, darunter Jahrbücher, Almanache, Gedichtsammlungen und bebilderte Anthologien. Um 1830 war die Mode der Blumenbücher so verbreitet, dass die Boulevardpresse sie schon zum Gegenstand von Parodien und Satiren machte.

Auch die von den europäischen Großmächten beim Wiener Kongress 1814–1815 beschlossene Restauration dürfte diese Entwicklung befördert haben. Unter dem Vorsitz des österreichischen Staatsmannes Klemens von

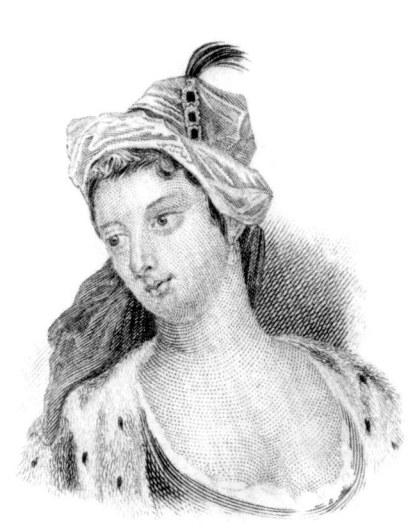

In ihren „*Briefen aus der türkischen Botschaft*" erwähnte Lady Mary Wortley Montagu unter anderem folgende Bedeutungen:

Gewürznelke	Ich liebe Euch schon lange, aber Ihr wisst es nicht.
Narzisse	Erbarmet Euch meiner Leidenschaft!
Birnenblüte	Schenkt mir doch etwas Hoffnung!
Rose	Seid glücklich, und Euer Kummer sei der meine!
Strohhalm	Lasst mich Euer Sklave sein!
Zimt	Mein Glück ist das Eure.
Pfeffer	So sendet mir bitte eine Antwort!

Metternich zielte der Kongress darauf ab, in Europa nach der Ära Napoleons wieder eine Harmonie der Kräfte herzustellen und langfristigen Frieden zu sichern. Obwohl er fast ein Jahrhundert lang größere Konflikte in Europa verhinderte, erstickte er zugleich die liberalen Impulse der französischen und amerikanischen Revolution und leitete eine eher rückschrittliche Periode ein. Hoch im Kurs standen in jener Zeit die Hinwendung zum Familienleben, das Interesse an den Künsten, dem Nachgehen von persönlichen Leidenschaften und das Briefeschreiben, aber Unterdrückung und Zensur waren ebenso an der Tagesordnung. Das Zusammenspiel all dieser Umstände machte den Einsatz von verschlüsselten Botschaften zweifellos besonders attraktiv.

DIE VIKTORIANISCHE SPRACHE DER BLUMEN

Die ersten Werke über die Sprache der Blumen widmeten sich kaum der Romantik und waren nicht sonderlich erfolgreich. Erst um Königin Victorias Krönung 1838 kam das Interesse so richtig in Fahrt. Es heißt, gerade die berüchtigte Prüderie und strikte Etikette der Viktorianer habe sie zu diesem etwas eigenwilligen, aber kraftvollen Ausdrucksmittel für Wünsche und Gefühle besonders hingezogen. Man ist sich jedenfalls einig, dass die Briten darin federführend waren.

Das erste englische Blumenlexikon, *Flora Domestica or The Portable Flower Garden* von Elizabeth Kent, erschien 1823, und es folgten zahlreiche ähnliche Bücher, sowohl in England als auch in den USA. Den größten Anklang fand interessanterweise *The Language of Flowers, with Illustrative Poetry*, das 1834 als überarbeitete Übersetzung von Charlotte de Latours *Le Langage des Fleurs* herauskam. Weitere beliebte Titel waren *The Sentiment of Flowers* von Robert Tyas, aufgelegt von 1836 bis in die 1840er Jahre, und *The Poetical Language of Flowers; or The Pilgrimage of Love* von Thomas Miller, das sogar von 1847 bis in die 1870er im Umlauf war.

DAS GOLDENE ZEITALTER DER PFLANZENSAMMLER

In der zweiten Hälfte des 19. Jahrhunderts begann das sogenannte „goldene Zeitalter" des botanischen Sammelns. Schon lange suchten Pflanzenjäger neue Gewächse in Übersee, bisher allerdings vor allem Nahrungslieferanten und keine Zierpflanzen, doch nun investierten Mäzene und Gärtnereibesitzer enorme Summen, um Botaniker auf ausgedehnte Expeditionen in ferne und oft auch gefährliche Gegenden der Welt zu schicken, damit sie dort neue, seltene, ungewöhnliche und kommerziell nutzbare Sorten aufspürten.

Mitunter riskierten sie ihr Leben, um aufregende Neuheiten mit nach Hause zu bringen. Hauptziele ihrer Reisen waren China, Japan und Burma. Zu den berühmtesten Pflanzenjägern zählten Robert Fortune (der rund 250 neue Sorten nach Großbritannien, Australien und in die USA einführte und 1848 Tee aus China in das von den Briten kontrollierte Assam schmuggelte), die Brüder William und Robert Lobb, George Forrest und Ernest „Chinese" Wilson, der rund 2.000 asiatische Pflanzenarten ausführte, außerdem Joseph Dalton Hooker und Reginald John Farrer. Die vielen neu eingeführten Spezies, das große Interesse an der bahnbrechenden Arbeit der Botaniker jener Zeit sowie die zunehmende Erschwinglichkeit von Gewächshäusern führten dazu, dass blühende Gärten, Zimmerpflanzen und die Floristik in Europa und Nordamerika immer beliebter wurden. Infolgedessen entstanden im 19. Jahrhundert aufwendige Blumenausstellungen, Wettbewerbe und Gesellschaften für Gartenbau, in denen man Pflanzen präsentieren und Wissen austauschen konnte.

Diese Bücher richteten sich vorwiegend an weibliche Leser. Die symbolische Verknüpfung vieler Blumen mit Liebe und Tod passte perfekt in das auf Ehe und Kinder ausgerichtete Dasein der Frauen des 19. Jahrhunderts. Entbindungen waren damals eine riskante Angelegenheit, die oft zum Tod der Mutter, des Kindes oder gar beider führten. Die Säuglingssterblichkeit war hoch: Mit 163 Todesfällen pro 1.000 Lebendgeburten lag sie in Großbritannien noch im Jahr 1899 bei etwa 16 Prozent.

Es gab also eine Fülle von Büchern und reges Interesse an der Blumensprache, doch finden sich kaum Belege dafür, dass dieser geheime Code tatsächlich in größerem Umfang benutzt wurde. Die Autorin von *The Language of Flowers: A History*, Beverly Seaton, hält fest, dass in populären Romanen, autobiografischen Werken oder Briefen jener Epoche nahezu nichts darüber vorkommt, was vermuten lässt, dass die Lektüre über Pflanzen und ihre Bedeutungsinhalte wohl nur ein amüsanter Zeitvertreib für vornehme Damen war. Dazu kommt ein praktischer Aspekt: Da Blumen zu verschiedenen Zeiten des Jahres blühen, hätte man bestimmte Botschaften ja nur in einzelnen Monaten verschicken können. Dennoch offenbaren die Bücher, dass das viktorianische England tatsächlich ein enorm ausgeklügeltes System von Blumenbedeutungen geschaffen hat.

Wie bei den frühen Christen entwickelten sich ganz eigene symbolische Lesarten der Blumen: Manche beruhten auf uraltem Glauben, andere bezogen sich konkreter auf die damalige Gesellschaft und deren romantische Ästhetik. Für die Viktorianer sollte die Blumensprache vor allem Botschaften der Liebe übermitteln. In England, Frankreich und den Vereinigten Staaten wurden dafür durchaus unterschiedliche Sorten verwendet, was zweifellos auch die gesellschaftlichen Sitten und Einstellungen zu Romantik, Liebe und Sexualität in jedem dieser Länder widerspiegelte.

Zudem war die Symbolik der einzelnen Blumen nicht minder wichtig als das Wissen, wie sie zu präsentieren sind. So wurde nahegelegt, dass das Überreichen einer Blume in aufrechter Position ihre positiven Assoziationen betonte, wobei sich diese Interpretation ins Gegenteil verkehrte, wenn man sie mit dem Kopf nach unten übergab. Eine rote Rose mit der Blüte nach oben besagte „Ich liebe dich heiß und innig", die umgekehrte Haltung wiederum

LIEBE VERMITTELN

Während die Rose, insbesondere die rote Rose, unzweifelhaft die beliebteste Wahl ist, wenn es um leidenschaftliche Liebe geht, transportieren noch einige andere Blumen die Sprache der Liebe:

Rote Tulpen und rote Chrysanthemen	„Unausgesprochene Liebeserklärungen"
Lila Flieder	„Du bist meine erste Liebe"
Primel	„Ich könnte lernen, dich zu lieben"
Narzisse	„Du liebst niemanden mehr als dich selbst"
Immergrün	„Mein Herz war ganz, bis ich dich erblickt"
Silberakazie/Falsche Mimose	„Unsere Liebe ist verborgen"
Arbutus/Erdbeerbaum	„Du allein bist meine Liebe"
Jelängerjelieber/Geißblatt	„Dies ist ein Zeichen meiner Liebe"
Scabiosa/Witwenblume	„Du irrst dich, ich liebe dich nicht"

aus *Plant Lore and Legend* von Ruth Binney

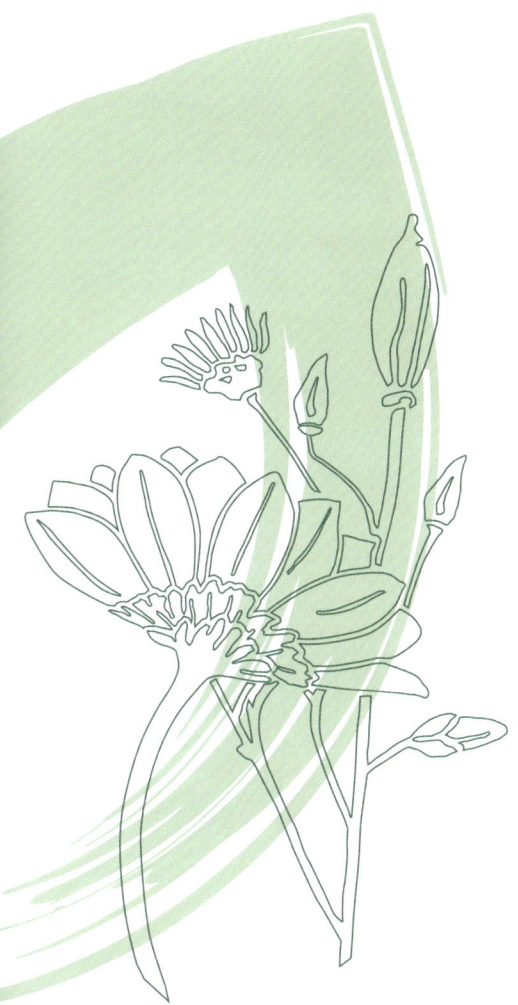

hieß: „Ich liebe Sie nicht und finde Sie unattraktiv." Kam auf eine Frage eine Blume zurück, so bedeutete das Überreichen mit der rechten Hand eine positive Antwort, während man mit der linken eine negative Antwort signalisierte.

Auch wo man Blumen trug, beeinflusste die Botschaft. Steckte sich die Beschenkte die Blüte ins Haar, bezeugte dies Vorsicht, am Herzen getragen drückte sie Liebe aus, im Dekolleté jedoch Freundschaft oder Gedenken. Wurde die Blume nach rechts geneigt getragen, hieß das, ihre Symbolik war mit dem Geber verbunden, nach links gerichtet betraf sie den Empfänger. Wenn Blumen nicht persönlich überreicht, sondern verschickt wurden, enthielt auch der Knoten des Schleifenbändchens einen Sinn: Betrachtete man ihn von oben, suggerierte ein Knoten auf der linken Seite eine Nachricht des Schenkenden, ein Knoten rechts legte aber eine Aussage über oder eine Frage an den Empfänger nahe.

In der Zeit von Victoria I. kam angeblich das kleine Sträußchen in Gebrauch, um Bedeutungen zu bündeln und geheime Botschaften zu versenden – auf Englisch als *nosegay*, *posy* oder gar *tussie-mussie* bekannt. Das Wort *posy* kommt von *poesy*, was ein Liebesgedicht oder Motto bezeichnet. Mit solchen Blumensträußen, deren Stiele ein Spitzendeckchen oder Sträußchenhalter zusammenband, hatte man im Mittelalter schlechte Gerüche kaschieren wollen. Im viktorianischen England wurden diese Minibouquets zu *word posies* mit einer ganz eigenen, ausgefeilten Sprache. Frauen tauschten sie mit Freundinnen und Liebhabern aus, und sie waren das perfekte Verständigungsmittel für einander umwerbende Paare.

Neben den Formen, wie sie zu überreichen und entgegenzunehmen waren, herrschte eine komplizierte Etikette, was die Auswahl und Zusammenstellung der Blumen anging. Zum Beispiel tat ein Arrangement mit Vergissmeinnicht wahre Liebe kund, während gelbe Rosen Freundschaft ausdrückten. Efeu, Lavendel und Myrte verkörperten Treue und Hingabe, Lilien standen für Reinheit. Wenn ein Mann einer Frau Blumen schenkte und sie den Strauß in der Hand trug, durfte er daraus ihr Interesse entnehmen. Diese diffizile Systematik verkompliziert sich noch dadurch, dass manche Pflanzen mehr als eine Bedeutung besaßen.

GÄNGIGE BEDEUTUNGEN IN DER SPRACHE DER BLUMEN

Hasenglöckchen/Hyacinthoides	Beständigkeit
Hahnenfuß/Ranunkel	kindisches Verhalten
Glockenblume/Campanula	Dankbarkeit
Nelke	Stolz und Schönheit
Akelei	Torheit
Gänseblümchen	Unschuld
Löwenzahn	Orakel
Silberblatt/Judaspfennig/Lunaria	Ehrlichkeit
Maiglöckchen	Wiederkehr des Glücks
Studentenblume/Tagetes	Kummer
Pfingstrose	Scham und Schüchternheit
Mohnblume	Gedenken, auch: Extravaganz
Rosmarin	Erinnerung und Treue
Veilchen	Bescheidenheit

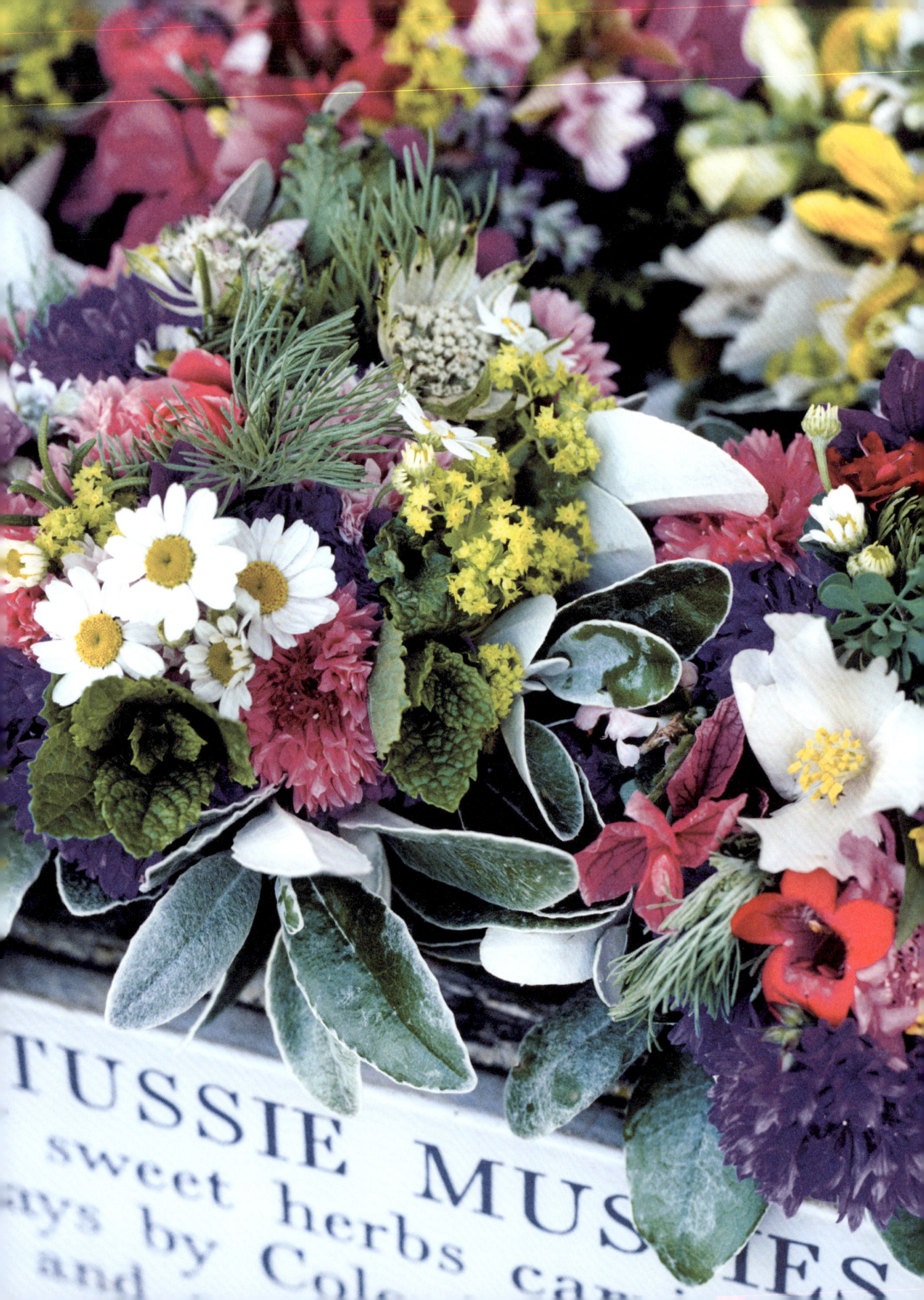

TUSSIE MUSSIES
sweet herbs can
ays by Cole
and

KULTURELLE UNTERSCHIEDE

In *The Language of Flowers* schreibt Beverly Seaton: „Die diversen Blumen-‚Historien‘ des 19. Jahrhunderts zitieren gern die Symbolik früherer Epochen als Beleg dafür, dass Blumen eine Universalsprache darstellen. Häufig klang das so, als besäße jede Blüte und jedes Blatt aus sich selbst heraus – und nicht aufgrund einer von Menschen erdachten Assoziation – eine Bedeutung, die für den Kenner kinderleicht zu lesen sei." Noch heute geben viele Bücher vor, ein und derselbe Sinngehalt sei auf wundersame Weise irgendwann entstanden und hätte sich auf der ganzen Welt verbreitet. Selbstverständlich ist beides ein Irrtum.

Dass eine einheitliche Blumensprache nie existiert haben kann, ist schlicht darin begründet, dass auf der Welt ganz unterschiedliche Pflanzen wachsen. Hinzu kommen kulturelle Unterschiede. So gibt es in China kein florales Wahrzeichen der Liebe, wohl aber solche für Keuschheit und eine glückliche Ehe (Kirschblüte), Fruchtbarkeit (Granatapfel) und Bescheidenheit (Bambus). Auch wenn gewisse Ähnlichkeiten und Muster in den Bedeutungen der Blumen bestehen, hat doch jedes Land und jede Zeit ganz eigene Auslegungen und Bräuche entwickelt.

Universell oder nicht, das Interesse an der Sprache der Blumen ebbte nach jenem Höhepunkt in der viktorianischen Ära allmählich ab, weil sich gesellschaftliche Werte wandelten – vor allem bezüglich der Rolle der Frau – und weil die Beschäftigung mit Pflanzen als vornehmer Zeitvertreib seltener wurde. Aber selbst heutzutage, wo Wort oder Bild oft nur allzu eindeutig sind, setzen wir Blumen weiterhin als Symbole für Dinge ein, die weit über sie hinausgehen. Die moderne Floristik empfiehlt für jede Situation die passende Blume, Rosen werden immer noch als Liebesbeweis verschenkt, vierblättrige Kleeblätter gelten nach wie vor als Glücksbringer und wer in England hat zu Weihnachten noch keinen Kuss unter dem Mistelzweig bekommen?

So zeigt sich, wie wichtig Pflanzen für uns sind, und inzwischen herrscht wieder mehr Respekt und Ehrfurcht vor den vielfältigen Vorteilen, die sie bieten. Wir alle können dazu beitragen, sie zu bewahren und mehr über ihre Anwendungsbereiche, ihre Geschichte und ihre Symbolik zu erfahren. Immerhin liegt etwas zutiefst Befriedigendes darin, uralte Traditionen fortzuführen, ja weiterzuentwickeln, und Wissen für zukünftige Generationen lebendig zu erhalten.

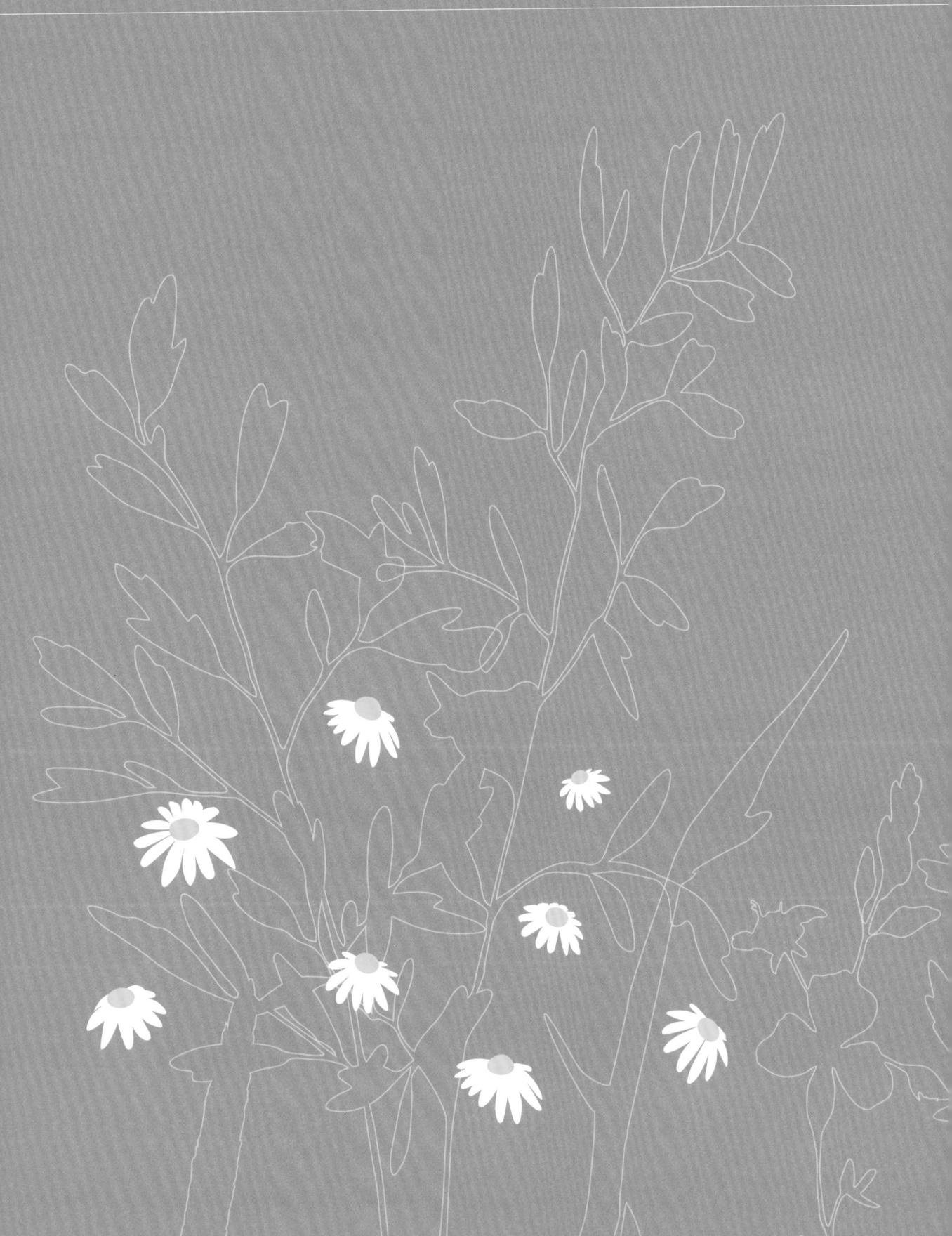

KAMILLE

KRAFT IN WIDRIGEN SITUATIONEN

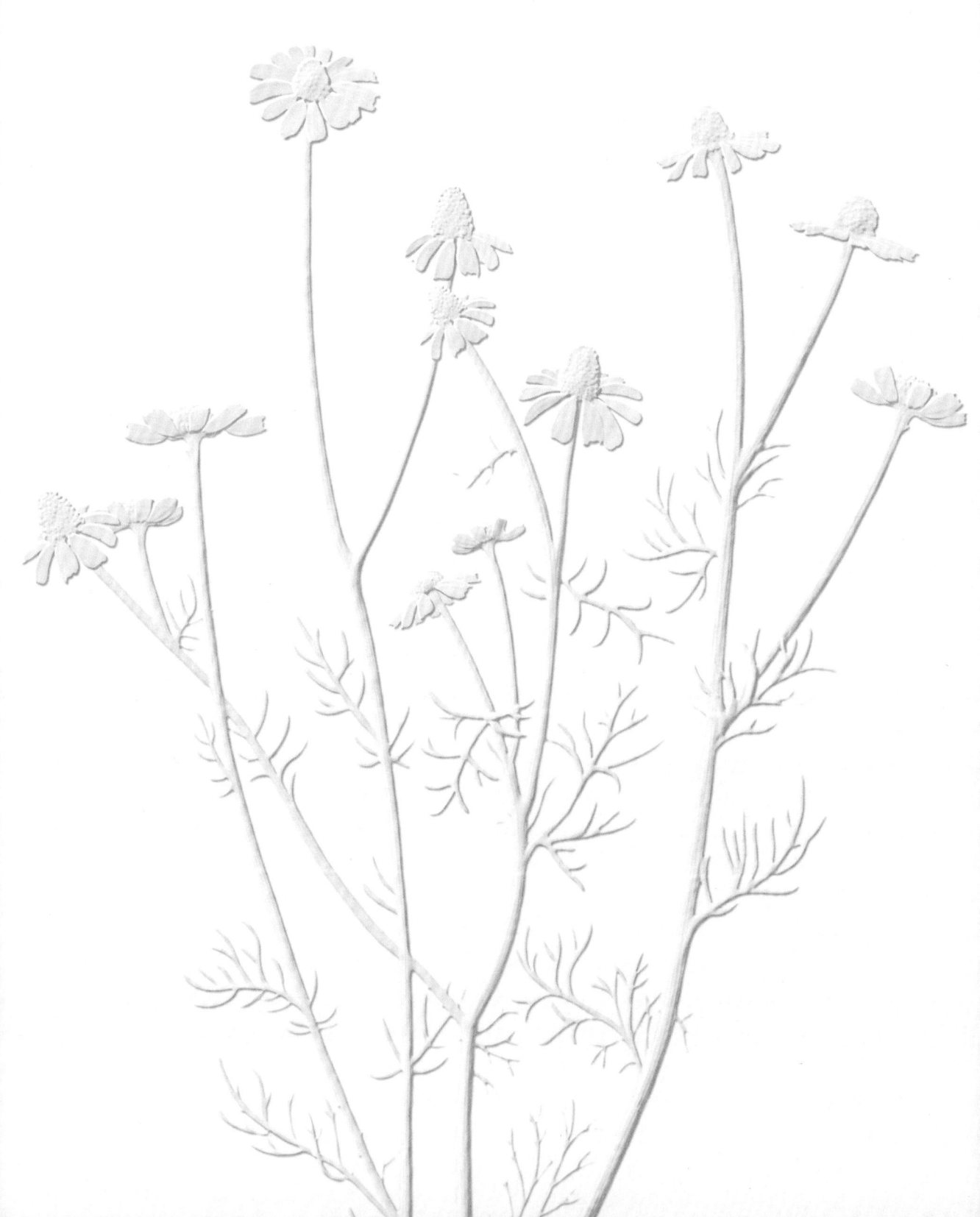

Die Kamille gilt als der Star unter den Heilkräutern und wird seit Jahrhunderten bei einer Vielzahl von Krankheiten eingesetzt. Schon den alten Ägyptern, Griechen und Römern war sie bekannt, und auch die Angelsachsen schätzten sie als eines von neun heiligen Kräutern mit besonderen Abwehrkräften gegen Krankheit und Elend. In der Sprache der Blumen lautet ihre Hauptbedeutung „Kraft in widrigen Situationen" und „Energie in der Not" – durchaus passend zu ihren vielen medizinischen und magischen Eigenschaften, dem frischen Duft und den reizenden, margeritenartigen Blüten.

„Kamille" ist eigentlich ein Oberbegriff für mehrere Pflanzen aus der Familie der Korbblütler *(Asteraceae)*. Die wegen ihrer therapeutischen Eigenschaften meistverwendeten sind die Echte Kamille *(Matricaria recutita)* und die Römische Kamille *(Chamaemelum nobile)*. Die beiden gehören verschiedenen Arten an, sehen aber gleich aus und haben im Grunde ganz ähnliche botanische, heilkundliche und magische Eigenschaften. Die Echte Kamille vermittelt speziell Gleichgewicht, Ruhe und Gelassenheit, Unterstützung des Nervensystems und Anziehungskraft auf geliebte Menschen, während die Römische Kamille für Mut, Geduld, Überfluss sowie Anziehungskraft für Reichtum, Tapferkeit und Ruhe steht.

BEDEUTUNGEN UND SYMBOLIK

Das Wort „Kamille" stammt vom griechischen *chamaímêlon*, „Bodenapfel". Man nimmt an, der Name weist darauf hin, dass der frische Duft der Pflanze an Äpfel gemahnt. Im Spanischen heißt die Kamille *manzanilla*, was „Äpfelchen" bedeutet und auch der Name eines trockenen weißen Sherrys ist, dessen blumige Aromen an die Kamille erinnern. Im Volksmund trägt sie zahlreiche andere Namen, darunter „Gänsblume", „Heermännle", „Laugenkraut", „Kuhmelle" oder „Mägdeblume", was wohl ihre weite Verbreitung zeigt.

Die Kamille wird mit etlichen Sonnengottheiten in Verbindung gebracht: Ra (altägyptisch), Helios (altgriechisch), Cernunnos (keltisch), Lugh (altirisch), Balder (nordisch) und dem Tierkreiszeichen der Sonne, dem Löwen. In der medizinischen Astrologie regiert die Sonne das Herz, die Widerstandskraft des Körpers gegen Krankheiten und die allgemeine Vitalität. Die Verbindung der Kamille zur Sonne legt schon ihr unverkennbar sonniges Aussehen nahe – ein goldgelbes Zentrum, umgeben von strahlenförmigen weißen Blütenblättern. Auch ihre magischen Qualitäten sind jene der Sonne: Heilung und Genesung, Schutz, Wohlstand, Wachstum und Selbstvertrauen. Daneben ist die Kamille dem Element Wasser zugeordnet, das wiederum der Kraft der Liebe, Verhandlungsgeschick, Schönheit, Gesundung und Stärkung entspricht.

Das unscheinbare und doch mächtige Kraut wird seit jeher in Zauberformeln für Läuterung, Frieden, Schutz, Selbstwertgefühl und Glück verwendet, ebenso für Liebe und Reichtum. Es fand Gebrauch in heidnischen Ritualen, um positive Energien anzuziehen und das emotionale und spirituelle Wohlergehen zu bessern. Kamille wird oft als „Glückskraut" bezeichnet. Spieler waschen gern ihre Hände in Kamillensud, was Gewinne begünstigen soll, andere führen die Pflanze als Glücksbringer bei sich.

Die Kamille ist eine der wichtigsten Arzneipflanzen, und ihre umfassenden heilkräftigen Eigenschaften sind durch viele Jahrhunderte der erfolgreichen Verwendung ebenso belegt wie durch die aktuelle wissenschaftliche Forschung. Daneben kommt die Kamille schon seit langem bei spirituellen und magischen Ritualen zum Einsatz.

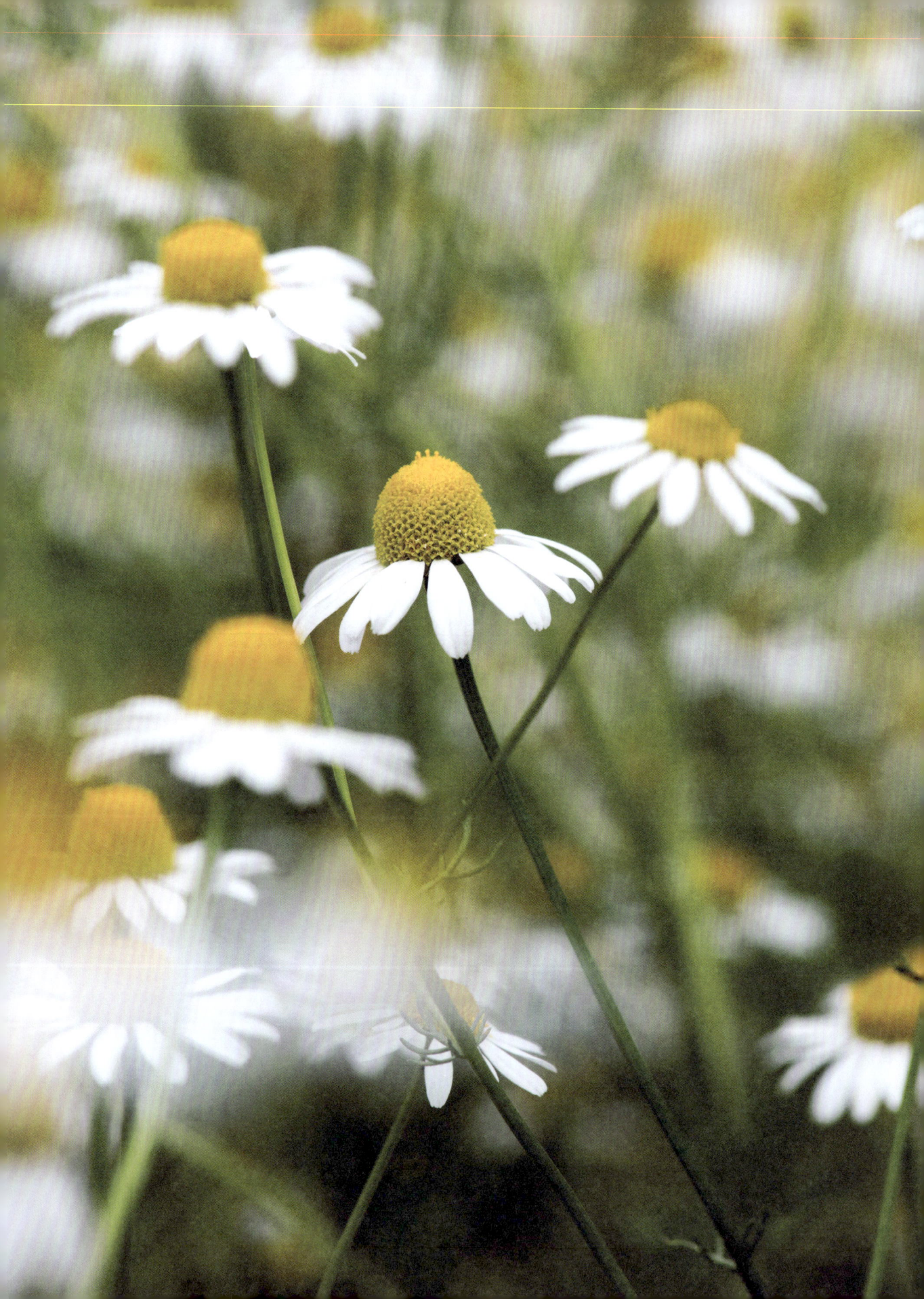

Auch in der Liebe bringt die Kamille Glück und ist daher bei zahlreichen Aphrodisiaka als Hauptbestandteil angeführt. Sie steht für Üppigkeit, Fruchtbarkeit und Sexualität: Wenn man damit badet und dabei an Liebe denkt, könne dies die eigene Attraktivität steigern, Wünsche wahr machen und romantische Gelegenheiten schaffen. Eine Kamille zu verschenken bedeutet: „Mögen alle deine Wünsche in Erfüllung gehen" und „Jeder, der dich kennt, wird dich lieben." Sendet jemand, mit dem man geflirtet hat, ein Kamillensträußchen als Badezusatz, so liegt eine amouröse Absicht wohl auf der Hand. Der Folklore zufolge verleiht Kamille Kraft in schwierigen Situationen und hilft dabei, Groll, Schuldgefühle und Wut zu überwinden. Ferner soll sie den Schmerz einer verflossenen Liebe lindern.

Daneben dient in Heißwasser aufgebrühte Kamille zur Fußbodenreinigung, und Grundstücksgrenzen werden damit eingesprüht, was als metaphysische Barriere wirkt. Kamille kann Zaubersprüche und Flüche abwenden, mit denen ein Haus belegt ist. Die Magie der Kamille rührt aus ihrer beruhigenden Eigenschaft, und man nimmt an, dass die Pflanze negative Energie nicht abstößt, sondern in positive umwandelt. Traditionell wird Kamille zu diesem Zweck nahe bei Fenstern und Türen gesetzt.

Das Kraut findet Verwendung in Medizinbeuteln und Traumkissen, um einen sanften Schlummer einzuleiten und Schlaflosigkeit zu beheben. Mit Beifuß vermischt soll Kamille prophetische Träume und die Wahrsagekraft fördern. Sie stimuliert die menschliche Intuition und unterstützt all jene, die nach Gerechtigkeit, Frieden und persönlichem Wachstum streben. Kamillenduft weckt in Zeiten der Verwirrung Verständnis und ist ein gutes Hilfsmittel beim Meditieren, da er den Geist besänftigt und Gelassenheit ausdrückt. Als eines der heiligen Kräuter des Mittsommers soll die Kamille, wenn sie ins Feuer geworfen und als Räucherwerk zur Sonnenwende verbrannt wird, böse Geister vertreiben und gute Feen begrüßen. Hexen (kräuterkundige Frauen) gebrauchten Kamille, um Körper und Geist auf einen Zauberspruch vorzubereiten.

HISTORISCHE ANWENDUNGEN

Im alten Ägypten wurde die Kamille vielfach als Kräutermedizin eingesetzt. Sie wuchs schon in den frühesten bekannten Heilpflanzengärten vor etwa 4.000 Jahren. Kamillenblüten symbolisierten für die Ägypter Wiedergeburt und Erneuerung, und sie nutzten das Kraut zum Kurieren von Krankheiten, zum Schmücken und Aromatisieren ihrer Häuser, zu Ehren ihrer Götter und beim Mumifizierungsprozess. Bei einem der beliebtesten Motive jener Zeit, einer Blume mit weißen Kronblättern und gelbem Zentrum, handelt es sich wohl um die Kamille. Diese an Gänseblümchen erinnernden „Rosetten" waren in der ägyptischen Kunst bereits in der ersten Dynastie weit verbreitet. Man findet sie oft auf Gebäuden, Möbeln, Fliesen und Schmuckstücken.

Ägypter wie Griechen verwendeten Kamille in Tees, Salben und Räucherwerk. Der griechische Arzt und Pharmakologe Dioskurides (ca. 40–90 n. Chr.) beschrieb die Pflanze als „ausgezeichnetes und wohlbekanntes Mittel gegen unzählige Gebrechen, die der Menschen Körper heimsuchen". Er empfahl sie bei Darmbeschwerden, Leberleiden, Nerven- und Menstruationsproblemen. Die Griechen nutzten Kamille zur Herstellung von Girlanden, um die Luft zu parfümieren. Im alten Rom verschrieb sie der berühmte Arzt Plinius der Ältere, um Kopfschmerzen zu lindern und Entzündungen von Leber und Nieren zu bekämpfen, und es wird überliefert, dass die Römer in Kriegszeiten Kamille einnahmen, um Mut und geistige Klarheit herbeizuführen.

Der Begriff „Hexe" bezeichnet in diesem Buch sowohl Frauen als auch Männer mit angeblichen magischen Kräften. Das Wort wird im Sprachgebrauch auch häufig abwertend verwendet, und Frauen wurden verfolgt und sogar ermordet, weil sie angeblich Hexerei praktizieren. Aber diese Form der Gewalt gegen Frauen war und ist eigentlich nichts anderes als eine ritualisierte Form von Frauenfeindlichkeit.

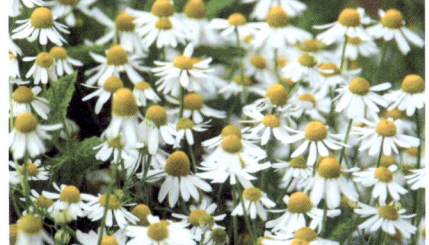

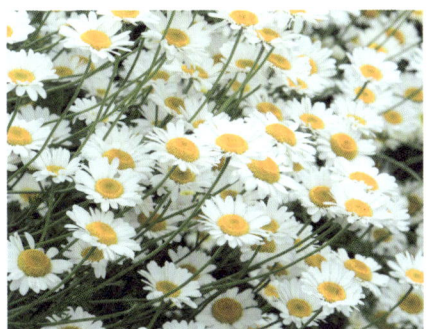

Das Wissen um die vielen wertvollen Eigenschaften der Kamille verbreitete sich allmählich in ganz Europa und dem Rest der Welt. Im mittelalterlichen England baute man sie zu medizinischen Zwecken in Klostergärten an. *Anthemis tinctoria*, als „Färberkamille" bekannt, wurde zum Kolorieren von Stoffen benutzt, wobei ihre Blüten warme, goldgelbe Töne liefern, die Blätter und Stängel dagegen ein Hell- bis Graugrün.

William Turner, ein Naturforscher des 16. Jahrhunderts und „Vater der englischen Botanik", empfahl die Kamille vor allem nach dem Baden: „Ihre Blüten leuchten herrlich gelb und ähneln dem Augapfel … Sie gibt dem Menschen rasch die gesunde Farbe zurück, so er nach langem Bade davon trinkt, wenn er aus der Wanne steigt … Dieses Kraut wurde von den Weisen Ägyptens der Sonne geweiht und galt als einzigartige Arzney wider alle Übel." Auch heute noch raten Kräuterkundler, Babys in Wasser mit einem Aufguss aus Kamille und Lavendel zu baden, da dies ebenso reinigt wie beruhigt. In seinem 1653 herausgegebenen *Complete Herbal* schreibt der Apotheker und Arzt Nicholas Culpeper: „Sie spendet maßvoll Trost allen Partien, die der Wärme nötig haben, und wunderbar rasch wirkt sie verdauend und lösend auf alles, was dessen bedarf."

Da der saubere, scharf-süßliche Duft der Kamille unangenehme Gerüche neutralisiert, wird sie seit Jahrhunderten in verschiedenen Kulturen als Auffrischung für Strohmatratzen und als Kräuterstreu im Haus wie auch im öffentlichen Raum verwendet. Zusammen mit anderen Kräutern, die sich verstreuen lassen, wie Wacholdernadeln, Lavendel, Oregano, Thymian und Waldmeister, schreibt man der Kamille eine abwehrende Wirkung gegen Insekten zu: Kamille ins Feuer zu werfen, hält im russischen Volksglauben Fliegen und Mücken fern. Nach der lange Zeit gängigen Miasma-Theorie des Mittelalters entstanden Seuchen und Krankheiten durch giftige, stinkende Dämpfe, und zur Abwehr setzte man Duftsäckchen mit kräftigen, aber wohlriechenden Kräutern wie Kamille ein.

MODERNE ANWENDUNGEN

Immer noch enthalten viele pflanzliche Heilmittel Kamille: Tees, ätherische Öle, Cremen, Salben, Tinkturen und Tabletten, wobei man die Arzneistoffe meist aus den getrockneten Blüten gewinnt. Ebenso finden wir sie in Parfums und anderen Kosmetika, Aromatherapieprodukten, Seife, Zahnpasta und Räucherwerk sowie als Aromazusatz von Speisen und Getränken.

Unterdessen hat auch die Forschung die antibakterielle, antimykotische, antiseptische und antivirale Wirkung der Kamille sowie einen Schutz vor Magengeschwüren belegt. Außerdem ist sie entzündungshemmend und krampflösend. Neben der körperlichen Heilkraft dient die Kamille als mildes Sedativum zum Beruhigen des Nervensystems und zur Abhilfe bei Kopfweh. Studien, die derzeit über einen hemmenden Effekt von Kamille auf Krebszellen durchgeführt werden, sehen zwar vielversprechend aus, sind aber noch nicht abgeschlossen.

Je nach Diagnose kann Kamille entweder als Tee oder äußerlich angewendet werden. Eine Creme aus Kamille kühlt und macht geschmeidig, daher eignet sie sich ideal zur Behandlung dermatologischer Probleme, vor allem von juckender oder gereizter Haut. Kamillensalbe hilft auch bei Insektenstichen, Verbrennungen und übermäßiger Sonneneinstrahlung. Darüber hinaus lindert sie Muskelkater, Rheuma und andere Gelenkbeschwerden sowie Hämorrhoiden.

Durch ihre beruhigenden Eigenschaften hilft die Kamille besonders gut bei Erregbarkeit, Angstzuständen und Hitzewallungen. Dank ihrer sanften Wirkungsweise kann man Kamille sogar Kleinkindern verabreichen. In manchen Kulturen ist es Tradition, Neugeborene in einem Wasser zu baden, das mit den Blüten aufgegossen wurde, und auch dem Massageöl für Babys wird oft Kamille beigemischt. Zänkische und klammernde Kleinkinder lassen sich ebenfalls mit Kamille besänftigen, besonders wenn sie gerade zahnen.

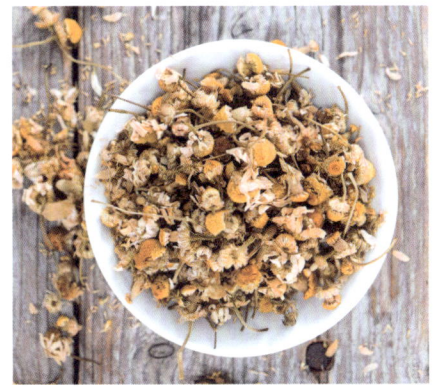

Da *matrix* im Lateinischen unter anderem „Gebärmutter" heißt, erhielt die Echte Kamille wegen ihrer Verwendung bei gynäkologischen Beschwerden den Namen *Matricaria*. Eine Kamillencreme lindert den Wundschmerz nach einem Dammschnitt und steigert die sexuelle Erfüllung, vor allem bei älteren Frauen. Als Tonikum stimuliert Kamille die Durchblutung im Beckenbereich und der Gebärmutter und lindert so Menstruationskrämpfe. Außerdem wird Kamille Präparaten gegen Ohren- und Augeninfektionen, Halsweh, Nebenhöhlenentzündung und Schnupfen beigemischt. In der Geschichte kam sie bei Schleimhaut- und Atemwegsentzündungen zum Einsatz, also gegen Asthma, Heuschnupfen und Allergien.

Aus der Echten Kamille bereitet man das homöopathische Mittel *Chamomilla* zu und verordnet es, wenn jemand übermäßig schmerzempfindlich oder von Natur aus schlecht gelaunt, feindselig, intolerant, unduldsam oder gar skrupellos ist. Auch Kinder mit heftigen Wutausbrüchen bekommen es verschrieben.

Nebenwirkungen bei der Einnahme von Kamille kommen nur selten vor, und sie ist schonend genug, dass man sie sogar Kindern verabreicht. Dennoch ist ein relativ kleiner Prozentsatz der Menschen allergisch auf Kamille; daneben sollten Schwangere und stillende Mütter sowie Patienten, die gerinnungshemmende Medikamente oder andere Blutverdünner einnehmen, zuvor ihren Arzt konsultieren.

Die Römische wie die Echte Kamille werden zur Herstellung von Tee verwendet, dem beliebtesten therapeutischen Kräutergetränk. Zur Zubereitung von Kamillentee lässt man zwei Teelöffel getrocknete Blüten in einer Tasse mit heißem Wasser 10–15 Minuten lang ziehen. Seine beruhigenden Eigenschaften schaffen allgemeines Wohlbefinden und wirken bei Reisekrankheit und Verdauungsproblemen wie Übelkeit, Magenverstimmung, Durchfall, Blähungen und dem Reizdarmsyndrom. Der Tee ist auch dafür bekannt, dass er den Schlaf fördert und gegen Unruhe und Albträume hilft. Aber keine Sorge, er macht nicht müde, denn Kamille betäubt nicht, sondern lässt die Gedanken zur Ruhe kommen und baut Spannungen ab.

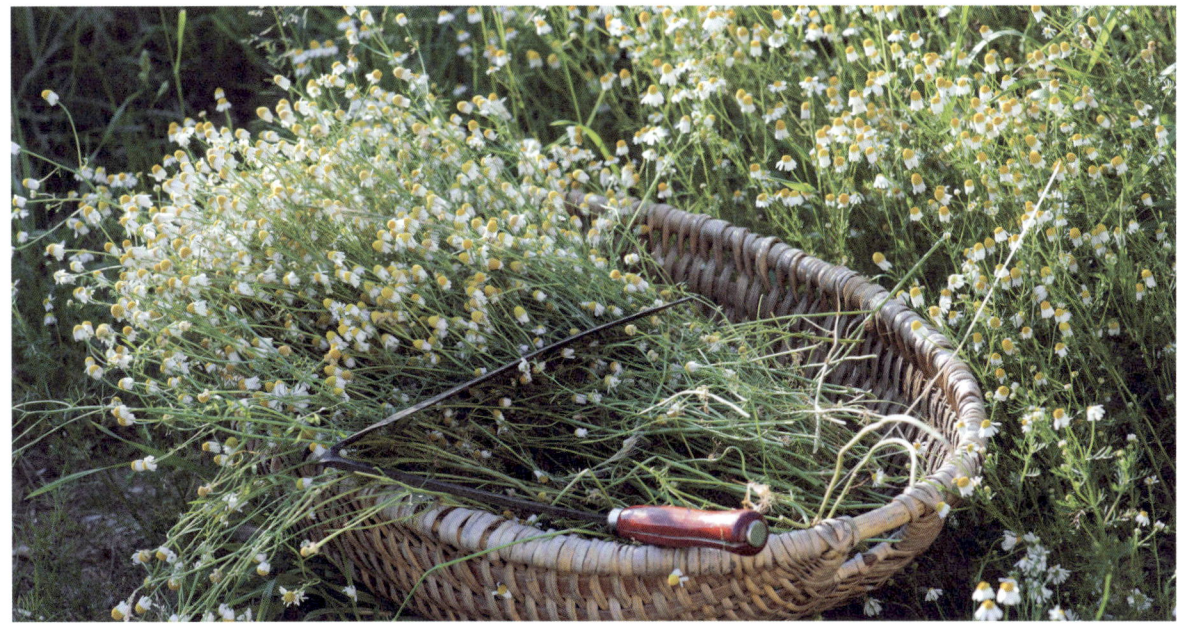

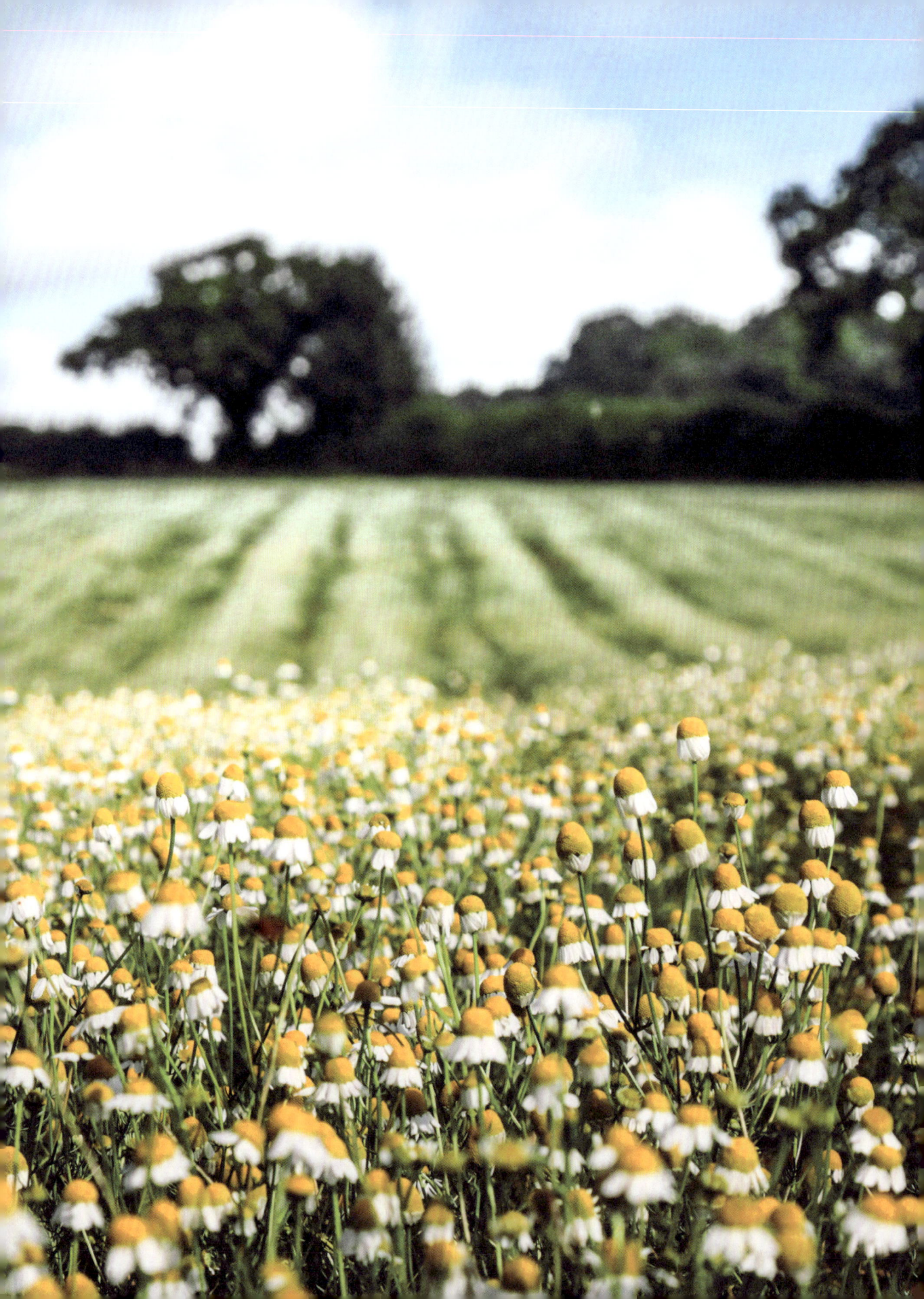

Weil Kamille so bekömmlich ist, erfreut sie sogar Babys mit Koliken und zahnende Kleinkinder; trinken stillende Mütter Kamillentee, geht der Inhaltsstoff in die Muttermilch über und beruhigt zappelige Säuglinge. Darüber hinaus soll Kamillentee das Immunsystem stärken und Erkältungen bekämpfen. Nebenbei bemerkt wirkt der Tee als natürliche Haaraufhellung und erzielt ein sanfteres Ergebnis als Zitronensaft.

Seit Jahrhunderten in der Bierherstellung genutzt, wird die Kamille heute noch von kommerziellen Brauereien und für Craft-Beer eingesetzt. Anders als beim Tee, für den man nur die Blüten nimmt, weil der Rest zu bitter ist, kommen beim Bierbrauen alle Teile der Pflanze zur Geltung.

Das aus den frischen Knospen und Stängeln durch Dampfdestillation gewonnene Kamillenöl enthält das entzündungshemmende Chamazulen. Gibt man einige Tropfen dieses Öls in siedendes Wasser und atmet den Dampf ein, lindert dies angeblich Verstimmungen und Depressionen. Außerdem soll es Ängste und Überreiztheit abmildern und insgesamt das Gedächtnis, die Wachsamkeit und die Konzentration verbessern. Studien zufolge lindert das Öl sogar Arthroseschmerzen.

Die Echte Kamille ist reicher an Chamazulen als ihr römisches Pendant, obwohl sie nicht so stark duftet. Frische Pflanzen produzieren ein dunkelblaues, sämiges Öl, dessen sanfte, aber potente Heilkraft vorwiegend im dermatologischen Bereich eingesetzt wird. Das Öl der Römischen Kamille dagegen ist klar, blassgelb und hocharomatisch und dient als krampflösendes Mittel, das sich zur Entspannung auch inhalieren lässt. Die Römische Kamille zeichnet vor allem ihre beruhigende Wirkung aus. Besonders hilfreich ist sie bei Verdauungsproblemen infolge von Angst, Anspannung und Stress.

Dank seiner wohltuenden Eigenschaften nutzt man Kamillenöl gerne bei der Babymassage. Bei Erkältungen genügt es, ein paar Tropfen des Öls in eine Schüssel mit heißem Wasser zu träufeln und unter einem Handtuch für einige Minuten die Dämpfe einzuatmen. Das Zerstäuben des Öls im Haus, besonders im Schlafzimmer, schafft ein entspanntes Klima, und ein paar Tropfen davon im Badewasser, oder gleich direkt aus der Flasche inhaliert, bringen rasche Abhilfe bei Stress und Schlaflosigkeit. Während Tees und Auszüge aus Kamille problemlos zu trinken sind, sollte Kamillenöl nicht oral verabreicht werden, dafür ist es eines der wenigen ätherischen Öle, die man direkt auf die Haut auftragen darf.

Nicht nur der Mensch genießt die vielfältigen Vorteile der Kamille. Das Kraut ist als „Gartendoktor" bekannt: Baut man es neben schwachen oder kränkelnden Pflanzen an, kann es diese kräftigen. Ferner sagt man, dass Kamille, die in der Nähe von Minze und Gemüse wie Kohl, Tomaten, Kürbis und Zwiebeln wächst, deren Vitalität und Geschmack intensiviert. Kamille ist auch ein großartiger Beetnachbar für Karotten, da sie die schädlichen Larven der Möhrenfliege abhält.

Die Blüten der Kamille locken nützliche Bestäuber wie Bienen, Wespen und Schwebfliegen in den Garten, die wiederum wertvolle Jäger diverser Schädlinge sind. Ein Aufguss dieser Blüten ergibt einen wirksamen Spray gegen die Keimlingsfäule, bei der schon aufgegangenes Saatgut aufgrund von Schimmel und pilzähnlichen Organismen im Boden plötzlich abstirbt.

Zu guter Letzt wird die Kamille in der biologisch-dynamischen Landwirtschaft als eine von sechs Schlüsselpflanzen zur Bodenverbesserung eingesetzt (die anderen sind Schafgarbe, Brennnessel, Eiche, Löwenzahn und Baldrian). Die spezifischen Eigenschaften der Kamille begünstigen Gleichgewicht und Harmonie des Erdbodens.

Es überrascht wenig, dass die weltweite Nachfrage nach Kamille ständig steigt, sodass sie inzwischen in Europa und mehreren asiatischen Ländern in großem Maßstab angebaut wird. Dieses hübsche, herrlich duftende, leicht zu kultivierende Kraut hat eine so reiche Palette an gesundheitlichen Vorzügen, dass wir vielleicht alle den slowakischen Brauch übernehmen sollten, uns zum Zeichen des Respekts jedes Mal zu verbeugen, wenn wir eine Kamille sehen. Nicht zu vergessen ihre magischen Fähigkeiten, Glück und Frieden, Liebe, Geld und Wohlstand anzuziehen. Kräuterkundige trauen der Kamille bisweilen alles zu – ein hoher Anspruch, aber die Kamille hat sich immer wieder als großartiges Pflänzchen mit beachtlichem Potenzial erwiesen.

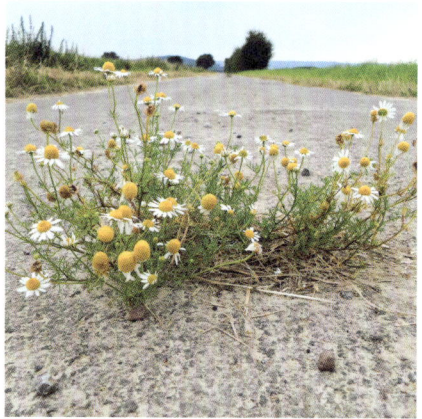

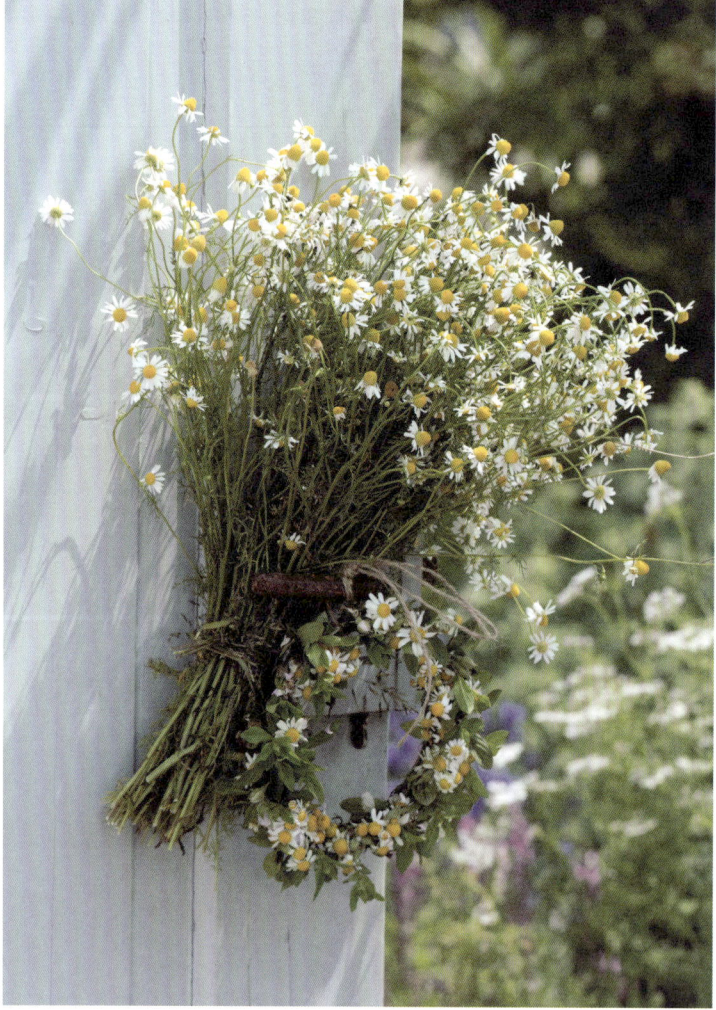

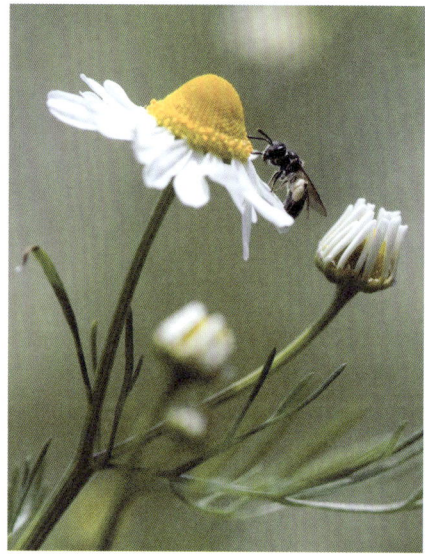

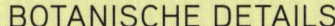

BOTANISCHE DETAILS

Obwohl die beiden hier beschriebenen Arten unter dem Oberbegriff „Kamille" firmieren, lohnt es doch, die Unterschiede zwischen ihnen zu kennen.

RÖMISCHE KAMILLE
(Chamaemelum nobile)

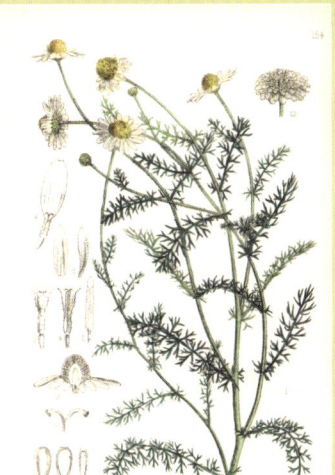

Trotz ihrer Bezeichnung reichen die Ursprünge der Römischen Kamille weit über Rom hinaus: Ihren Namen gab ihr der deutsche Arzt und Botaniker Joachim Camerarius der Jüngere (1534–1598), der sie nahe der Stadt Rom sprießen sah. Der frühere lateinische Name für diese Pflanze war *Anthemis nobilis*, und sie ist auch als „Gartenkamille", „Kuhmelle" oder einfach „Kamille" bekannt.

Die winterharte Staude mit einzelnen, margeritenartigen weißen Blüten und einem kräftigen, gelben Mittelkorb ist hocharomatisch, wobei ihr starker, klarer Duft an Äpfel erinnert, besonders wenn man sie zerstampft oder zerreibt. Sie wächst häufig wild in trockenen Gebieten West- und Südeuropas. Die weit auseinanderstehenden, bis zu 25 cm hohen Stängel sind mit winzigen, fein gefiederten Blättern besetzt. Die Römische Kamille breitet sich rasch aus, bildet dichte Matten und lässt sich leicht aus Samen ziehen. Ein englisches Sprichwort besagt: „Hast du ein Kamillenbeet, dann von selbst es sich aussät." Im Garten wird die Kamille oft in großen Mengen gepflanzt, um einen duftenden „Kamillenrasen" zu schaffen. Da die Kamille mit der Suche nach Liebe verknüpft ist, wäre dies der perfekte Ort für ein romantisches Stelldichein.

ECHTE KAMILLE
(Matricaria recutita)

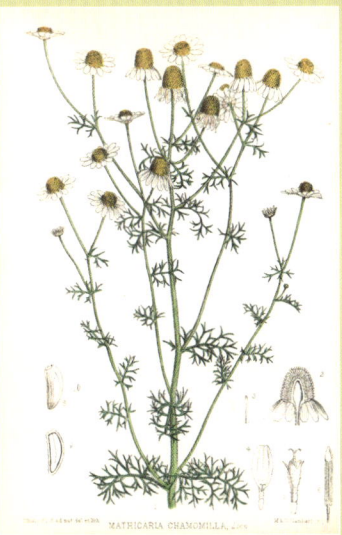

Die früher als *Chamomilla recutita* und unter zahlreichen Volksnamen bekannte Kamille ist eine winterharte einjährige Pflanze, die sich selbst wieder aussät und daher leicht für eine Staude gehalten wird. Ursprünglich in Süd- und Osteuropa beheimatet, wächst sie heute überall auf der Welt, sowohl wild als auch kultiviert. Sie erreicht eine Höhe von etwa 40 cm – deutlich höher als ihr römisches Pendant – mit aufrechten Stängeln und kleinen, stark gefiederten Blättern. Die Blütenblätter sind weiß und der gelbe Mittelkorb ist im Gegensatz zu *Chamaemelum nobile* innen hohl. Trotz ihres zarten Aussehens ist die Pflanze überraschend zäh und gedeiht an nährstoffarmen Standorten. Normalerweise treffen wir sie auf sandigen bis lehmigen Böden an, die eher im sauren Bereich liegen.

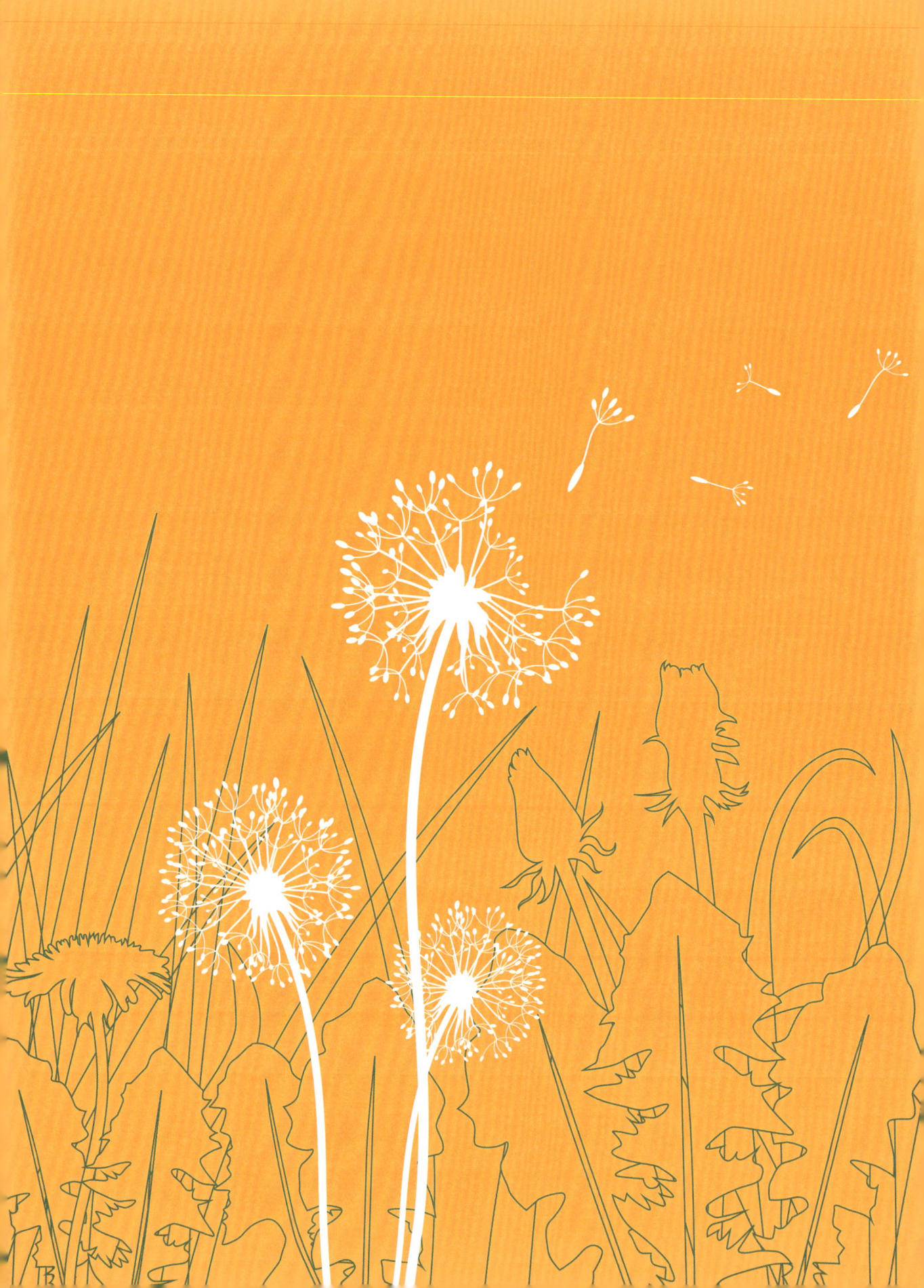

LÖWENZAHN

EIN WUNSCH WIRD WAHR

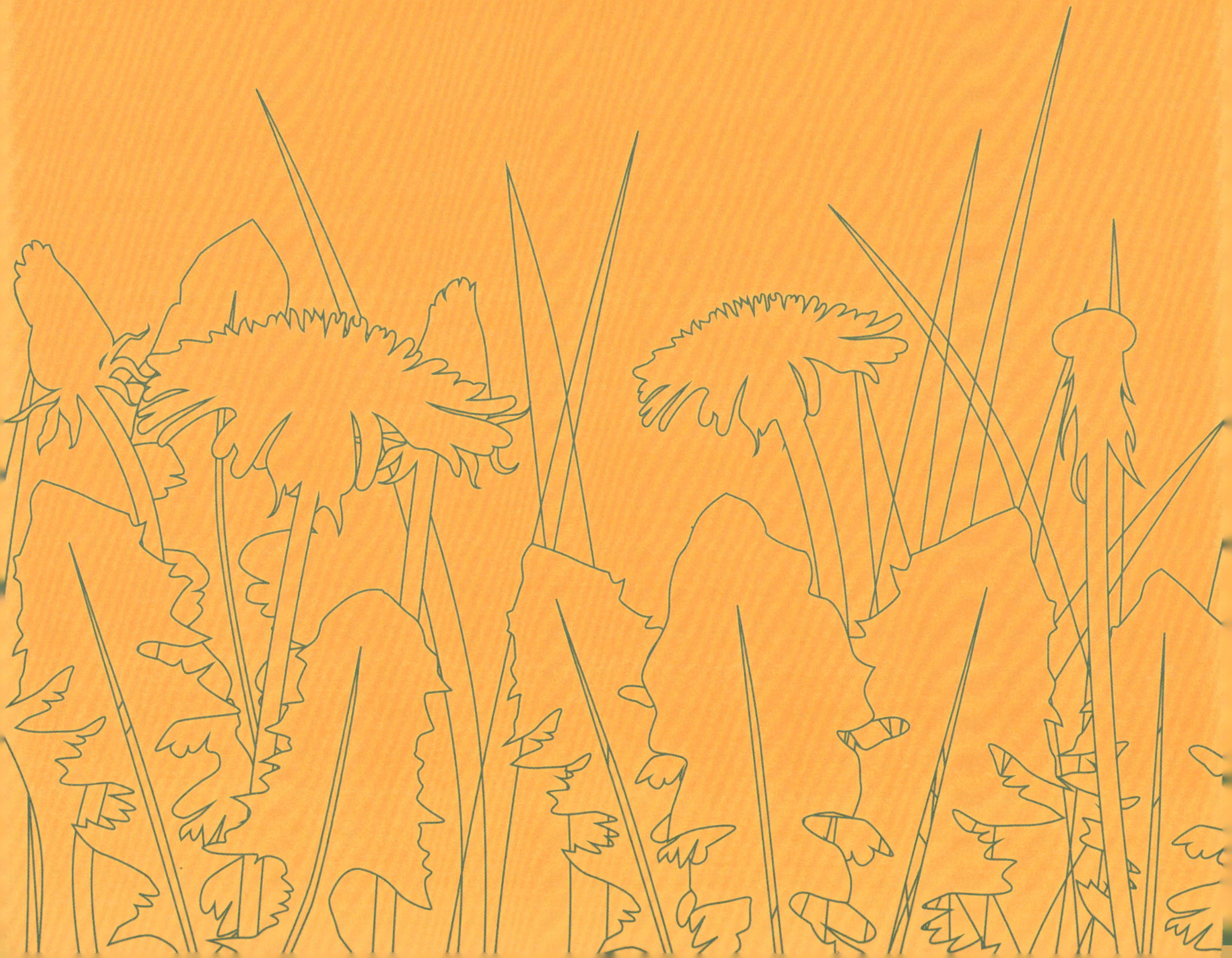

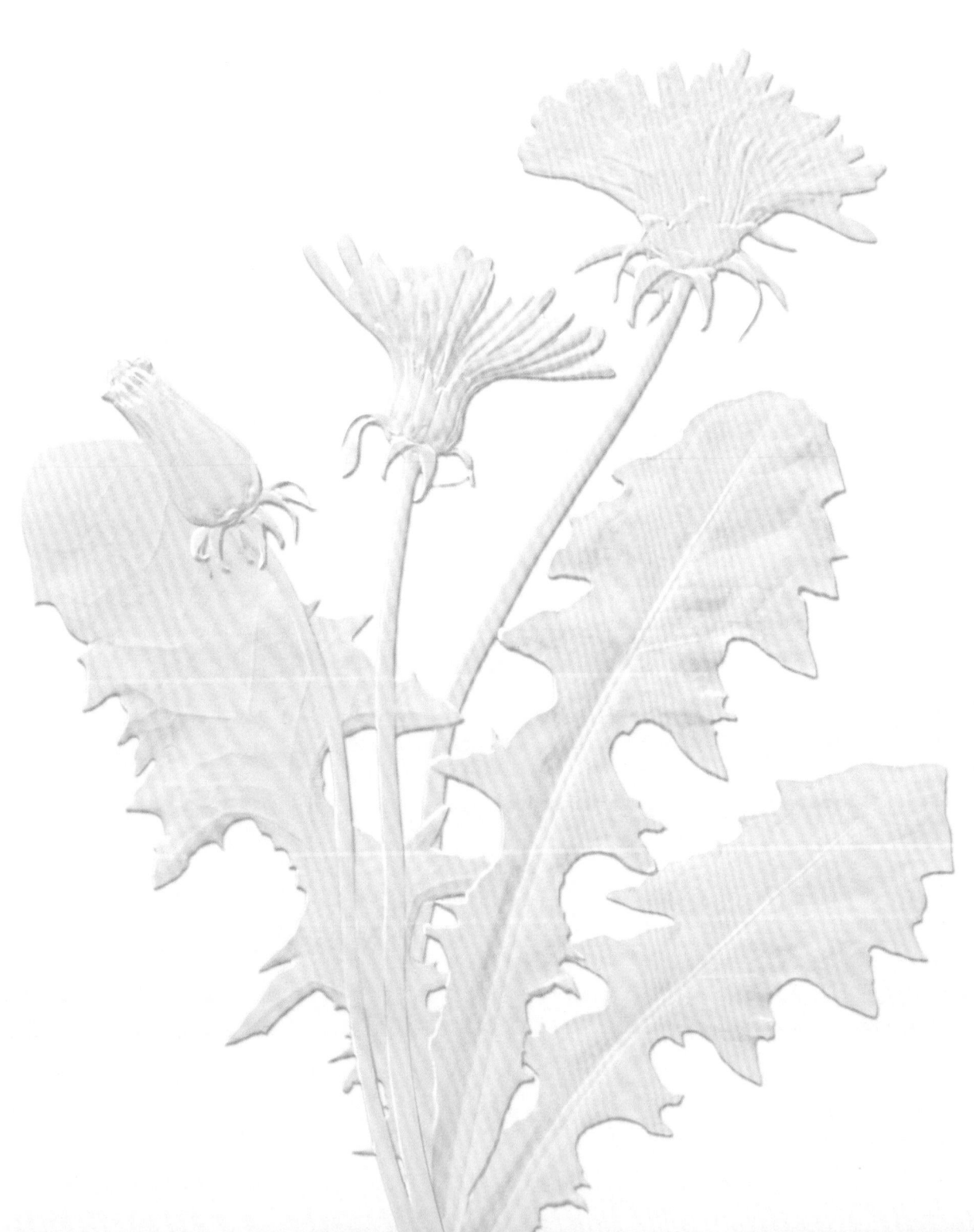

Wahrscheinlich entstand der Gewöhnliche Löwenzahn vor etwa 30 Millionen Jahren in Eurasien. Nachdem er sich allmählich über die ganze Welt verbreitet hat, wächst er heute auch wild in Nord- und Südamerika, seltener in Neuseeland, Australien und dem südlichen Afrika. Die goldgelbe Blüte, die gezahnten Blätter und die kugelförmigen Samenstände erkennt man sofort, doch die Meinungen über seinen Wert sind geteilt: Gärtner und Landwirte halten Löwenzahn in der Regel für ein lästiges Unkraut – für andere ist er die am häufigsten unterschätzte Pflanze.

Einmal verwurzelt, mag der wuchernde Löwenzahn schwer loszuwerden sein, aber er hat unbestreitbar erstaunliche Eigenschaften. Seit Jahrhunderten nutzt man ihn als Nahrungsmittel wie Heilpflanze und schreibt ihm mystische und magische Eigenschaften zu, wobei der Volksglaube sich meist darauf bezieht, dass er Fragen beantwortet oder Glück bringt. Wer hat nicht als Kind die kleinen Fallschirmchen des Löwenzahnsamens weggepustet und sich etwas dabei gewünscht?

Zu den symbolischen Bedeutungen gehören der „Wunsch nach Liebe", die Weissagekraft, Beständigkeit, Glück und Wohlstand, Verspieltheit, „verlier keine Zeit!" und die Koketterie. Wer ein Löwenzahnsträußchen fürs Knopfloch verschenkt, vermittelt auf erfrischende Art den Wunsch nach Liebe, Spaß und Treue. Und in der viktorianischen Blumensprache steht der *dandelion* für den „Wunsch, der wahr wird".

BEDEUTUNGEN UND SYMBOLIK

Der lateinische Name des Gewöhnlichen Löwenzahns, *Taraxacum officinale*, ist unklarer Herkunft. Er könnte von den griechischen Wörtern *taraxo* für „Störung" und *akos* für „Arznei" stammen, oder auch aus dem Arabischen, wo *tarak sahha* so viel wie „urinieren lassen" bedeutet (siehe unten), und eine dritte Theorie tippt auf eine Ableitung vom persisch-arabischen *tharakhcharkon*, was „essbar" heißt. Das Artenepitheton *officinale* steht ohne jeden Zweifel für „Apotheke" oder „Werkstatt".

Wohl wegen der starken Verbreitung gibt es zahlreiche umgangssprachliche Namen. Der gebräuchlichste von ihnen, „Löwenzahn", kommt direkt vom alten französischen *dent-de-lion*, ein Hinweis auf die gezackten Blätter der Pflanze – und vielleicht auch auf ihren couragierten Überlebenswillen. Der Ruf des Löwenzahns als stark harntreibendes Mittel, das überschüssiges Wasser aus dem Körper spülen hilft, führte zu deftigen Namen wie „Pissnelke", „Bettpisser" oder gar „Brunzer", und die Franzosen nennen ihn gleich *pissenlit* („mach ins Bett").

Einige der vielen anderen Namen des Löwenzahns sind „Hundsblume", „Kuhblume", „Butterblume", „Kettenkraut" (weil Kinder aus den Stängeln Ketten basteln) oder „Maistock". In der Schweiz heißt er manchmal „Sonnwendlig", weil sich die Blüten mit der Sonne drehen, während der Name „Pusteblume" auf das spielerische Wegblasen der Samenschirmchen Bezug nimmt.

Wer Löwenzahn nicht unbedingt für eine wertvolle Bereicherung des Gartens hält, sollte zumindest erwägen, die Tierwelt ein paar Wochen lang von den leuchtenden kleinen Blüten profitieren zu lassen, ehe man sie zurückschneidet oder die Pflanze ausgräbt: Löwenzahn bietet schon früh im Jahr eine wichtige Nahrungsquelle für Schmetterlinge, Bienen, Schwebfliegen und Käfer, während Vögel sich von den Samen ernähren.

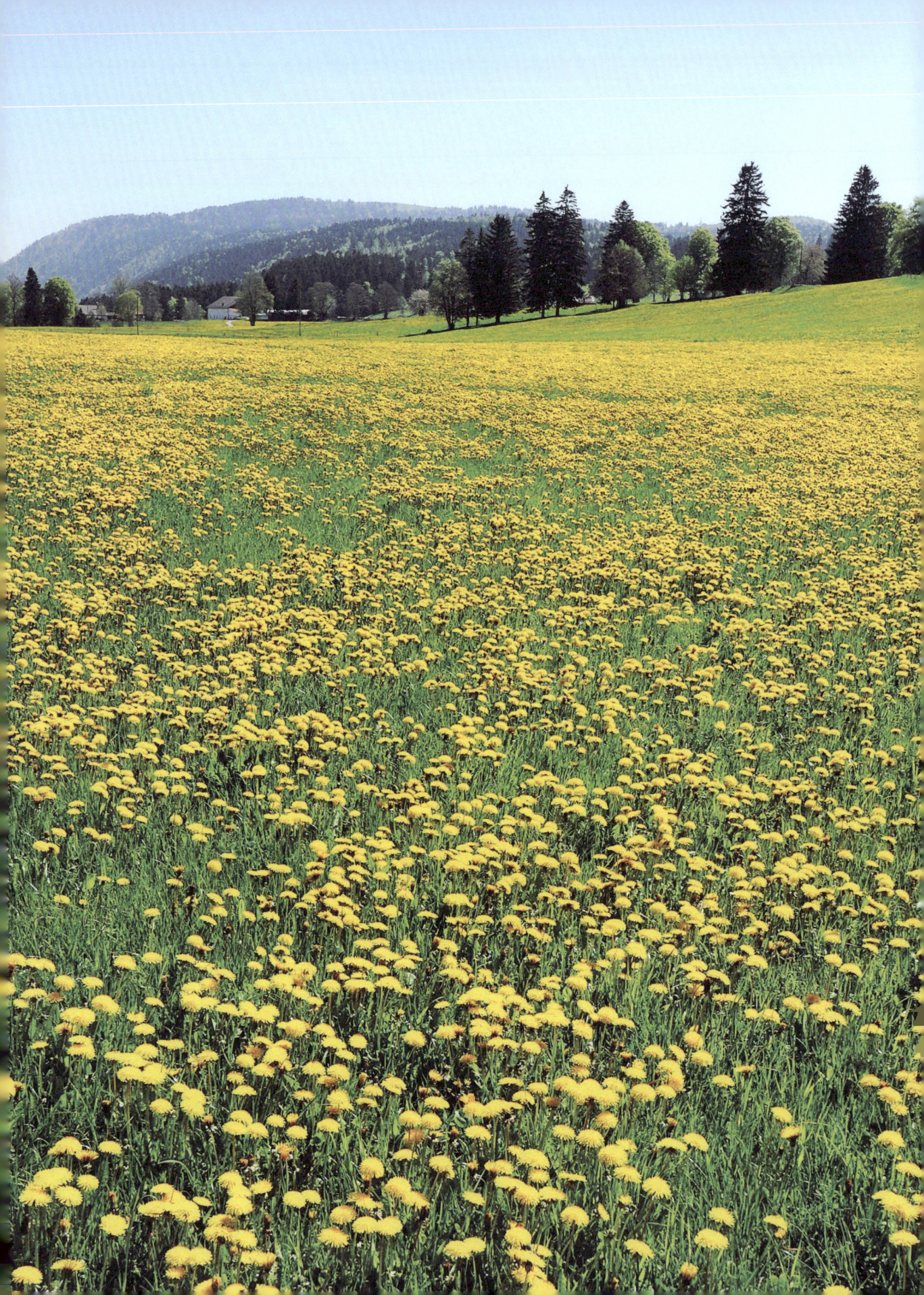

Laut einer rumänischen Legende schickte Gott beim Erschaffen des Universums einen Engel aus, um jede Pflanze zu fragen, wie sie aussehen möchte. Der Löwenzahn antwortete nach reiflicher Überlegung: „Ich möchte so erscheinen wie die schönsten Schöpfungen des Herrn alle zusammen: die Sonne, der Mond und die Sterne. Wäre das möglich?" Der Engel antwortete: „Ich weiß es nicht. Ich will Gott deinen Wunsch vorbringen, und wir werden sehen." Und so verlieh Gott ihm Blütenblätter wie die goldenen Strahlen der Sonne und einen Samenkopf, rund und blass wie der Mond, dessen Früchte sich im Wind zerstreuen wie die Sterne am Himmel.

In der Astrologie wird der Löwenzahn von Jupiter regiert, der oft mit Vegetation von üppigem Wuchs in Verbindung steht, und als männliche Pflanze angesehen. Während sein Element für viele die Luft ist, meinen andere, es sei das Feuer. Etliche Götter sind dem Löwenzahn zugeordnet, darunter Hekate, die griechische Göttin der Schwellen und Wegkreuzungen, der Magie und der Totenbeschwörung, der keltische Sonnengott Belenos, Brigid, die irische Göttin des Frühlings, und Aphrodite, die Herrin von Liebe, Schönheit, Vergnügen, Leidenschaft und Erotik.

Die häufigste Volksweisheit über den Löwenzahn prophezeit Kindern, die ihn pflücken, dass sie ins Bett machen werden. Doch Löwenzahn ist auch mit zahlreichen mystischen und magischen Eigenschaften verbunden, die in der Mehrzahl mit Wünschen, Wahrsagerei, Träumen und der Zwiesprache mit den Geistern zu tun haben. Als Talisman vermittelt er Glück, Wohlstand und Mut, ebenso wie er negative Energien und Albträume abwehrt. Löwenzahn wird mit Ausdauer, Stärke in der Not sowie Zielstrebigkeit identifiziert und vermag selbst in alltäglichen Konflikten löwengleichen Mut und Tapferkeit auszudrücken. Man sagt, er repräsentiere die Attribute Wärme, Strahlkraft, Erleuchtung, Heilung, Hoffnung, Wandlungsfähigkeit und Wachstum. Eingeflochten in Hochzeitssträuße soll Löwenzahn dem Brautpaar Freude, Glück und Segen bringen.

Wie nur bei wenigen Pflanzen ranken sich um den Löwenzahn zahlreiche Mythen und Aberglauben, die sich speziell auf seinen Samenkopf beziehen. So mögen Wünsche, die man beim Wegpusten der Samen äußert, in Erfüllung gehen, oder es lassen sich Liebesbotschaften versenden, indem man fest an die Nachricht denkt und die Samen in Richtung des oder der Geliebten bläst. Das Pusten selbst hilft angeblich, schlechte Gewohnheiten und negative Gedanken loszuwerden. Außerdem zeigt die Anzahl der verbliebenen Samen nach dem Pusten, wie viele Jahre einem noch zu leben bleiben … oder die Anzahl der Kinder, die man bekommt; und die Richtung, in die die Samen fliegen, weist uns den Ort, wo unser Glück oder zukünftige Liebhaber zu suchen wären. Bonuspunkt: Wer es schafft, eines der Schirmchen im Flug zu fangen, dem geht jeder Wunsch in Erfüllung, den er ausspricht.

Nach anderen Überlieferungen ist jemand, der sich mit Löwenzahn einreibt, überall willkommen und bekommt alles, was er sich wünscht. Sieht man Löwenzahn in großer Zahl wachsen, heißt das, man kommt zu Geld, und erscheint er im Vorgarten, bleibt einem der Ehepartner treu. Das Vergraben einer Pusteblumenkugel an der Nordwestecke des Hauses soll günstige Winde und Erfolge bei Investitionen bringen.

Man glaubt auch, dass Löwenzahn die seelischen Kräfte stärkt, und ein Aufguss aus den Blättern und Wurzeln gilt als Verstärker der magischen Kraft für Zaubersprüche und Rituale, die mit Weissagung und Glück zu tun haben. Alle Teile der Pflanze können in Amulette, Talismane oder in ein

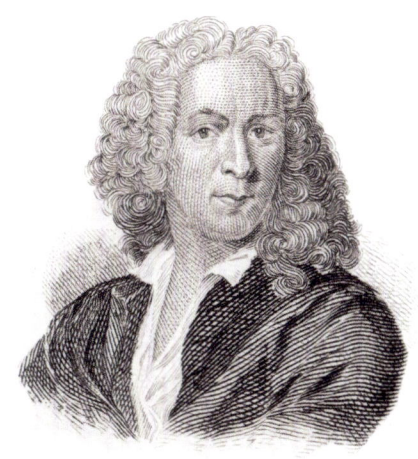

LINNÉS BLUMENUHR

Im 18. Jahrhundert kam der schwedische Botaniker und Arzt Carl von Linné auf die Idee, mit Pflanzen wie dem Löwenzahn eine Blumenuhr zur genauen Anzeige der Zeit zu entwickeln. So reizvoll die Idee war, erkannte man doch bald, dass es zu viele Variablen gibt – das Wetter, jahreszeitliche Schwankungen, Tageslichtunterschiede je nach Breitengrad –, und so wurde die florale Zeitmessung wieder aufgegeben.

Schlafkissen eingenäht werden, um prophetische Träume und das Glück, speziell in der Liebe, zu begünstigen. Eine Tasse mit dampfendem Löwenzahntee neben dem Bett hilft dabei, in der Nacht die Geister zu beschwören, andererseits vertreibt Löwenzahn dunkle Gedanken und beschützt die Schlafenden. Erscheint einem der Löwenzahn im Traum, deutet dies auf glückliche Vereinigungen hin. Seine Wurzel, die tief in die Erde dringt und sich aus dem kleinsten Stückchen regenerieren kann, wird oft mit der Unterwelt assoziiert. Löwenzahn ist zudem mit Wiedergeburt und Unsterblichkeit verbunden, und er soll als Aphrodisiakum wirken.

Im Frühling schmückt man mit Löwenzahn Altäre für das gälische Maifest Bealtaine, und Hexen sammeln ihn gemeinsam mit anderen Wildblumen als Opfergaben für die Waldgeister. Wer seine Haustür mit einer Girlande aus Löwenzahn dekoriert, bringt Glück und Frohsinn in sein Leben, so heißt es. Paradoxerweise sagt der Volksmund von der harntreibenden Pflanze, dass Kinder, die am 1. Mai an ihren Blüten schnuppern, ein Jahr lang nicht mehr ins Bett machen.

Löwenzahn ist besonders förderlich für Menschen, die sich emotional unausgeglichen fühlen, weil er dazu beiträgt, mehr Selbstbewusstsein zu entwickeln und sich geerdeter und zentrierter zu fühlen. Die bittere Wurzel soll in der Lage sein, Ärger und Aggressionen sowie die damit verbundenen Gefühle von Selbsthass und Niedergeschlagenheit zu zerstreuen. Sie nützt auch bei Angst vor Veränderungen.

Da der Löwenzahn als „Überlebenskünstler" gilt, eignet er sich für zwanghafte Machertypen, die sich gerne zu viele Termine aufhalsen, die Bedürfnisse des eigenen Körpers ignorieren und sich keine Zeit für Entspannung und die emotionale und geistige Entwicklung nehmen. Er kann nämlich helfen, einen Übergang vom „Tun" zum „Sein" zu schaffen, indem er übersteigerte Energie und Aktivität ausgleicht und ein Gefühl der inneren Ruhe herbeiführt.

ERNÄHRUNGSASPEKTE

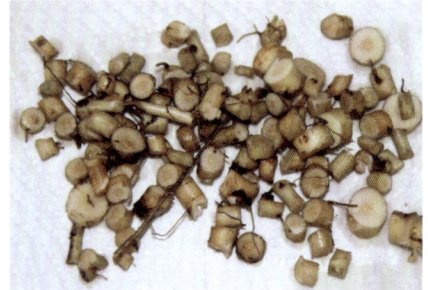

Löwenzahn bietet eines der umfassendsten Nährstoffangebote von allen Pflanzen. Im Vergleich zu den meisten Gemüsesorten hat Löwenzahn einen außergewöhnlich hohen Gehalt an Vitaminen, Mineralien, Eiweiß, Cholin, Inulin (ein Probiotikum, das die Zahl der nützlichen Darmbakterien vermehrt) und Pektin. Als vorzügliche Quelle für Vitamin A, B, C, D und E enthält die Pflanze sogar mehr Vitamin A (β-Carotin) als Karotten, mehr Kalium als Bananen und mehr Eisen als Spinat. Außerdem ist sie reich an Thiamin, Riboflavin, Kalzium, Kupfer und Mangan, wobei ihr Kalorienwert mit nur 25 kcal pro Tasse außergewöhnlich niedrig liegt. Löwenzahn weist auch viele starke Antioxidanzien auf, was die enormen gesundheitlichen Vorteile erklären mag.

Alles an ihm, also Blüten, Blätter und Wurzeln, ist essbar und generell gilt: Je jünger die Pflanze, desto gesünder ist sie. Die Blätter schmecken bitter, ähnlich wie Endivien, sind aber weniger herb, wenn man sie im späten Frühjahr erntet. Beim Pflücken heißt es darauf achten, keine Exemplare zu erwischen, die mit Chemikalien wie Düngemitteln, Unkraut oder Schädlingsgiften in Berührung kamen.

Junge Löwenzahnblätter sind eine tolle Ergänzung für gemischten Salat, besonders mit leicht süßlichem Dressing. Sie lassen sich auch sautieren, im Wok

GUMMI

Im Zweiten Weltkrieg, als Japan Teile Südostasiens besetzt hielt, in denen sich wichtige Kautschukplantagen befanden, erkannte man die strategische Bedeutung von Löwenzahn als zuverlässige Quelle für einen Gummiersatz. Erste Studien zeigten, dass der aus Löwenzahnwurzeln extrahierbare Latexsaft für die Gummiproduktion brauchbar war, doch wurde diese Idee mit Kriegsende wieder fallengelassen. Heute sind wegen ökologischer und biologischer Sicherheitsbedenken neue Forschungen im Gange. Anscheinend produziert der Russische Löwenzahn *(Taraxacum kok-saghyz)* die größte Menge des benötigten Saftes. Wissenschaftler in Deutschland arbeiten derzeit mit Reifenherstellern zusammen, um Anbau, Ernte und Produktionssysteme für Löwenzahn im industriellen Maßstab zu entwickeln.

anbraten, wie Spinat dünsten und zu Suppen hinzufügen. Die Blüten eignen sich gut für Marmeladen und Sirup, können in Öl eingelegt und zu Löwenzahnwein verkocht werden. Für einen Tee aus Löwenzahn lässt man frische oder getrocknete Blüten, Blätter oder Wurzeln rund zehn Minuten in heißem Wasser ziehen. Es braucht pro Tasse etwa fünf Blüten, sechs Blätter oder etwa einen Esslöffel zerkleinerte Wurzel.

Das Rösten und Mahlen von Löwenzahnwurzeln zur Herstellung eines koffeinfreien Heißgetränks geht wohl bis in die 1830er Jahre zurück. Mit seiner dunkelbraunen Farbe und dem kräftig-bitteren, leicht nussigen Geschmack erinnert das Getränk ein wenig an Kaffee. Besonders beliebt war es in Kriegszeiten, wenn Bohnenkaffee Mangelware war. Die Wurzeln werden vorzugsweise im Herbst gesammelt, und am besten sind die großen, fleischigen und gut geformten von etwa zwei Jahre alten Pflanzen.

MEDIZINISCHE ASPEKTE

Obwohl die erste heilkundliche Erwähnung des Löwenzahns von arabischen Ärzten des 10. und 11. Jahrhunderts stammt, glaubt man, dass die Pflanze seit ca. 2.000 Jahren in der Traditionellen Chinesischen Medizin (TCM) genutzt wird und bereits im alten Ägypten, Griechenland und Rom bekannt war. Löwenzahn hat auch eine lange Geschichte als klassische pflanzliche Arznei in Europa und Nordamerika, die zur Linderung vieler Beschwerden zum Einsatz kommt. Meist trocknet man die Blüten, Blätter und Wurzeln für die Verwendung in Tees, Extrakten und Kapseln, kann sie aber ebenso frisch verzehren. Wurzeln und Blätter lassen sich zu separaten Tinkturen verarbeiten, denn die Wurzel wirkt eher auf die Leber, das Grün dagegen harntreibend.

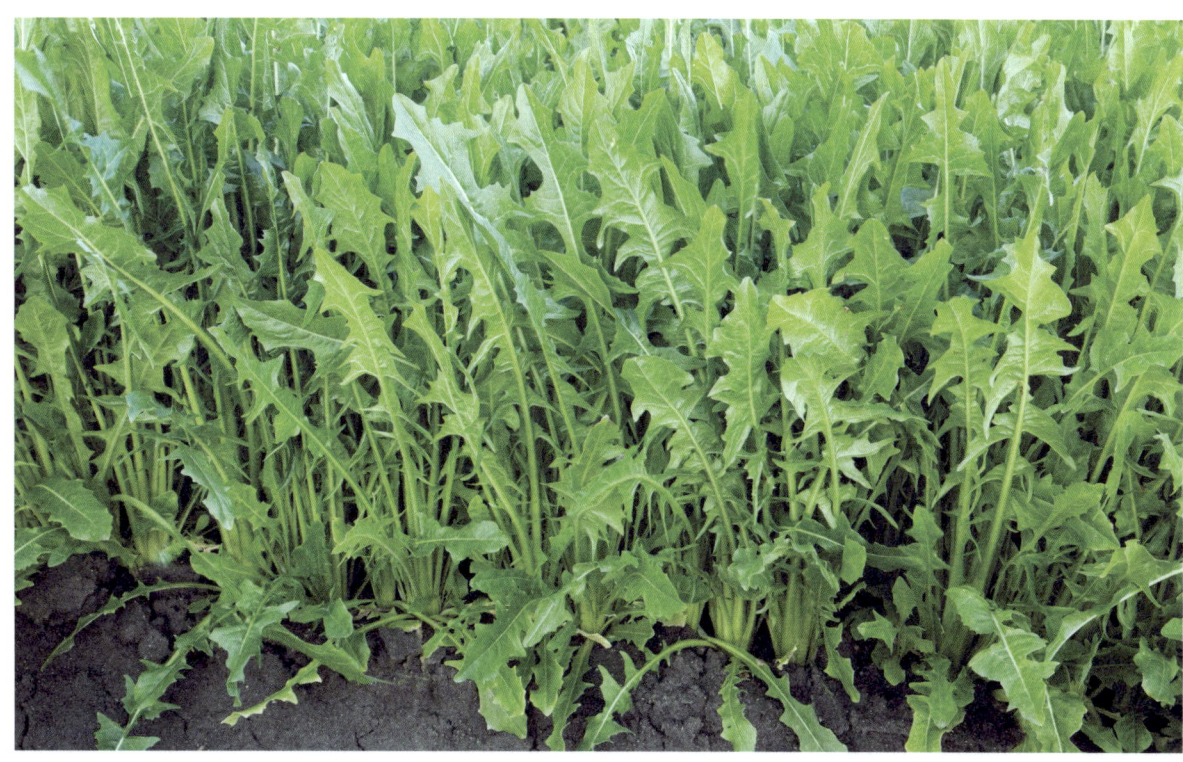

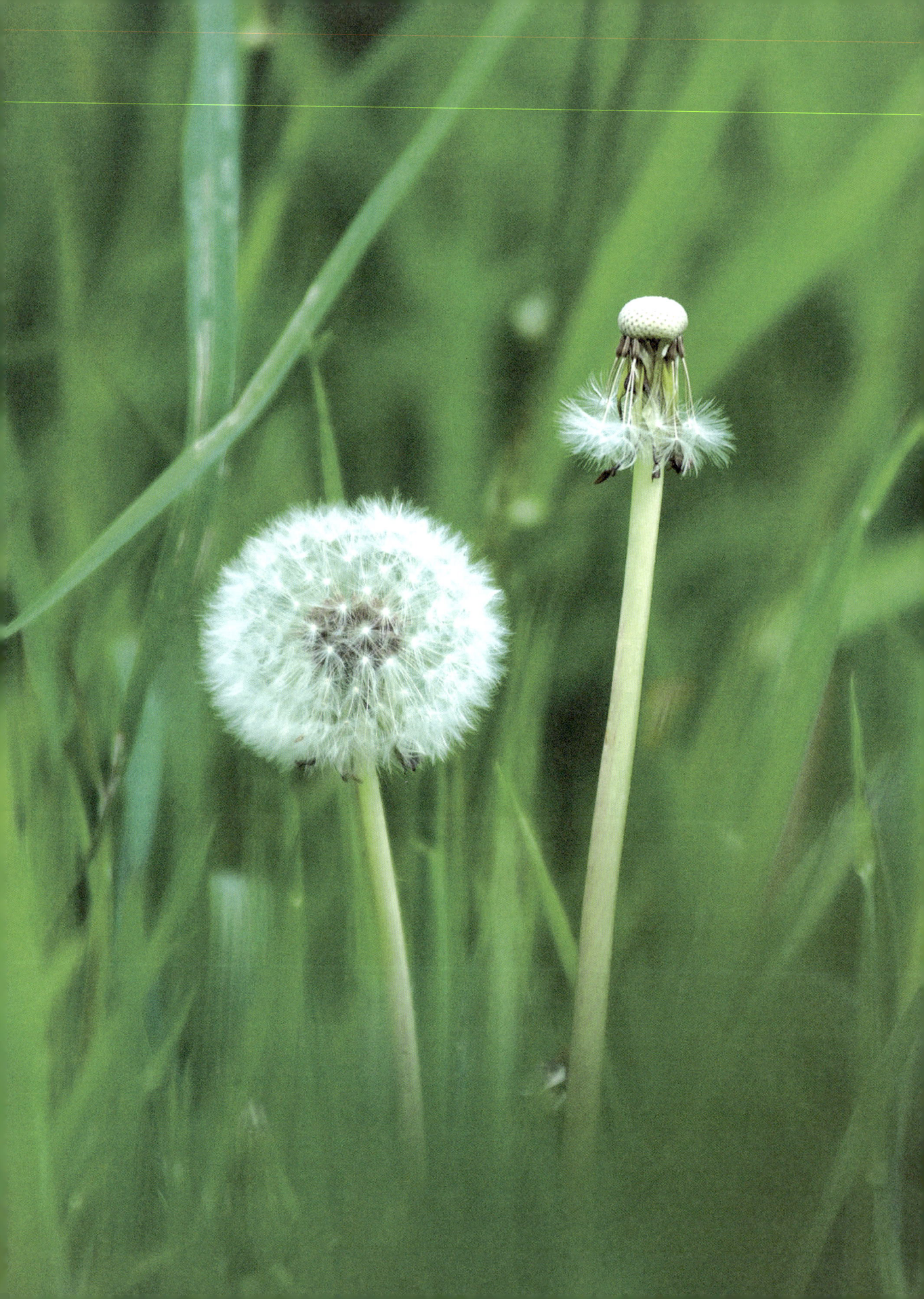

Schon lange ist der stark harntreibende Effekt des Löwenzahns in Gebrauch, um Ödeme, Cellulite, Übergewicht und Nierenprobleme zu vermeiden. Kräuterkundler nutzen Wurzel wie Blüte, um die Leberfunktion und Probleme mit der Gallenblase zu verbessern. Dem Blütenextrakt sagt man außerdem entzündungshemmende Eigenschaften nach. Ein Aufguss der Wurzel in siedendem Wasser fördert als Tonikum die Entgiftung und hilft bei verschiedenen Unterleibs- und Verdauungsbeschwerden. Andere Zubereitungen aus der Wurzel wirken als mildes Abführmittel, solche aus den Blättern wiederum gegen Gallensteine, Hautprobleme und Rheuma. Da die frischen Blätter viel Eisen enthalten, sind sie ein gutes Rezept bei Anämie.

Ferner findet die Pflanze Anwendung gegen Kopfschuppen, Parodontitis, Zahnweh, Abszesse, Fieber, Antriebslosigkeit und Depressionen. Ein starker Sud aus den Blättern und Wurzeln soll reinigend wirken, Hautbeschwerden wie Ekzeme bessern und Asthma und Allergien lindern. Der Verzehr der frischen Blüten kann Kopfschmerzen vertreiben, und auch beim Abnehmen nützt Löwenzahn, vielleicht weil er Verdauung und Kreislauf beeinflusst und Probleme mit Wassereinlagerungen löst. Sogar bei Menstruationsschmerzen, PMS (Prämenstruelles Syndrom) und in den Wechseljahren ist er wirksam. Er hilft, rezidivierende Harnwegsinfektionen bei Frauen einzudämmen, und frischer Löwenzahnsaft wird gegeben, um Verstopfung, Verdauung, Schlaflosigkeit, Fieber und Gicht zu behandeln. Zudem schafft er Erleichterung bei Magersucht.

Damit nicht genug, mit Löwenzahnblüten versetztes Öl ergibt eine gute Salbe für schmerzende Muskeln und Gelenke, Nackenstarre und Arthritis. Das Öl spendet auch der Haut Feuchtigkeit und wirkt besonders in Kombination mit Lavendel beruhigend.

Der Verzehr von Löwenzahn ist zwar für die meisten Menschen unbedenklich, ruft allerdings bisweilen doch allergische Reaktionen hervor, vor allem im Spätsommer, wenn er reich an Pollen ist. Manche Menschen bekommen schon vom bloßen Berühren Hautjucken. Wer allergisch auf Honig und auf Korbblütler wie Kamille, Sonnenblumen und Traubenkraut *(Ambrosia)* reagiert, sollte daher den Löwenzahn meiden. Der leicht giftige Pflanzensaft führt bei Hautkontakt ebenfalls zu Allergien und wird besser nicht innerlich eingenommen. In der Volksmedizin empfiehlt man jedoch den Saft zur Behandlung von Warzen, Schwielen, Bienenstichen und Akne.

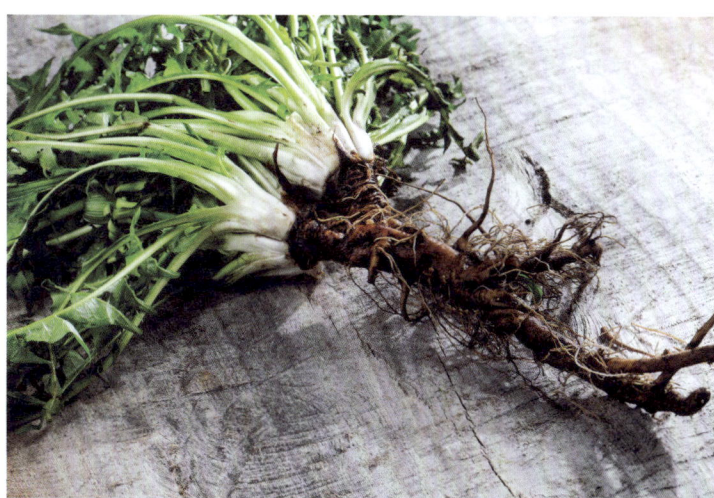

WEITERE ANWENDUNGSMÖGLICHKEITEN

Bisher konzentrierte sich die Wissenschaft auf die Bekämpfung des Unkrauts Löwenzahn in der industriellen Landwirtschaft. Doch es gibt ein zunehmendes Bewusstsein für seinen außerordentlichen Wert als natürliche Ressource: Neben der Entwicklung von Kautschuk aus Löwenzahn werden seine potenziellen Anwendungen in der Medizin und die Möglichkeiten der Nutzbarmachung seiner Wirkstoffe in großem Maßstab erforscht.

Angesichts all dieser wunderbaren Eigenschaften dürfte der Löwenzahn nicht mehr lange so unterschätzt und unbeachtet bleiben. Wie viele andere Pflanzen kann man schon im Salat servieren, zu Wein oder Farbstoffen veredeln und dazu verwenden, Wahrsagerei und Geisterbeschwörung zu betreiben, Krankheiten zu heilen, Glück und Liebe zu bringen und auch noch Wünsche zu erfüllen? Obendrein steht der Löwenzahn für unsere Freude, dass der Winter vorüber und der Frühling endlich da ist. Muss man dieses tapfere „Unkraut" nicht lieben? Wie es der Philosoph und Dichter Ralph Waldo Emerson (1803–1882) so treffend formulierte: „Unkräuter nennen wir Pflanzen, deren Vorzüge noch nicht erkannt wurden."

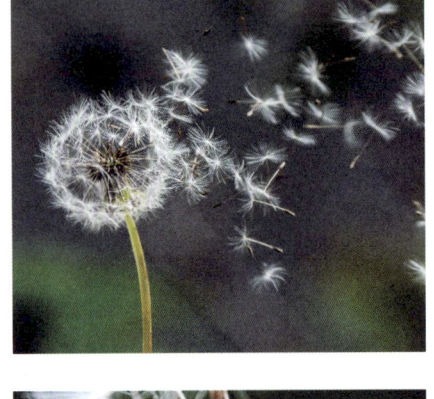

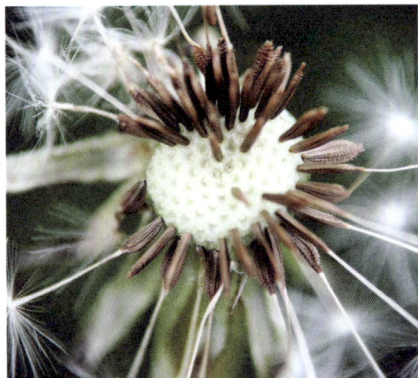

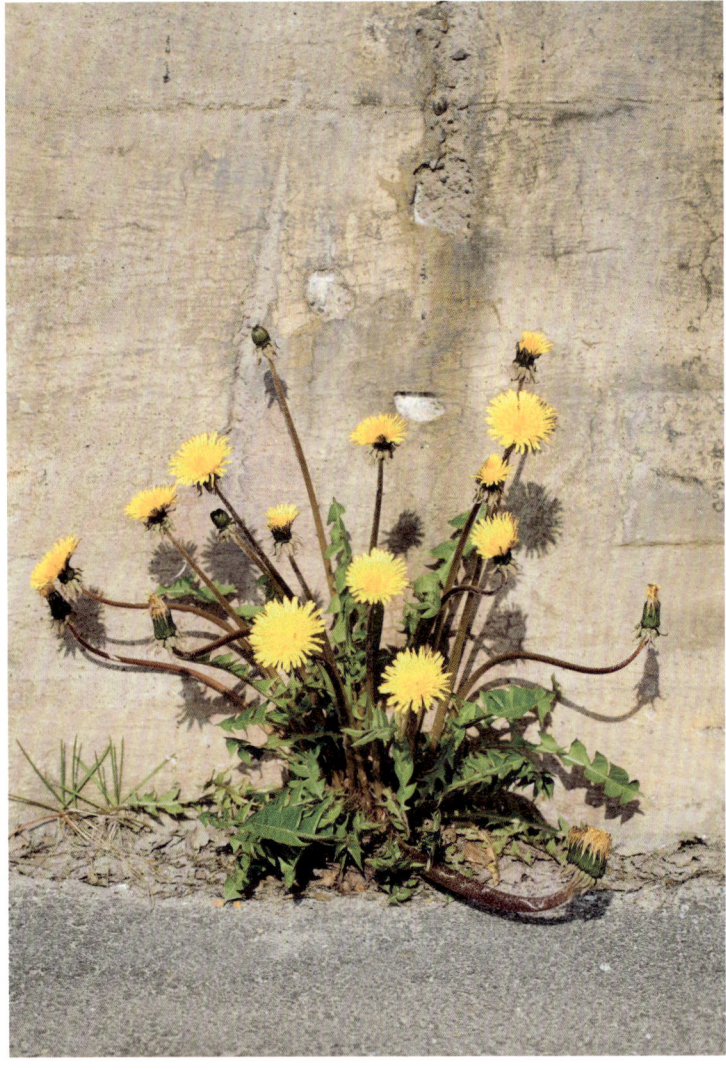

BOTANISCHE DETAILS

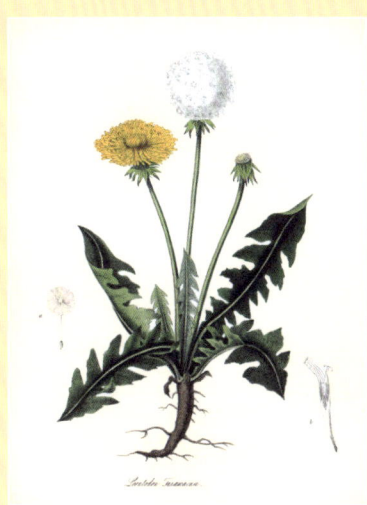

Der Gewöhnliche Löwenzahn ist eine ausdauernde, wuchsfreudige Pflanze, die sich an allen möglichen Standorten von Wiesen und Rasen über Brachland bis hin zu Straßenrändern behauptet und sogar durch Betonritzen zwängen kann. Die charakteristischen lanzenförmigen Blätter mit den gezahnten Rändern bilden eine bodennahe Rosette, aus der hohle, blassrosa Stängel mit je einer strahlend gelben Blüte hervortreten. Die fleischige, spitz zulaufende Pfahlwurzel ist außen braun, innen gelblich und sondert einen milchigen, bitteren Saft ab. In gutem Boden wird die Wurzel bis zu 30 cm lang und 1,25 cm stark.

Die krautige Staude gehört zur selben Familie wie die Wegwarte oder Zichorie, und es gibt etliche Parallelen im Nährwert oder dem unverkennbaren bitteren Geschmack. Tatsächlich wird *Taraxacum officinale* leicht mit diversen ähnlich aussehenden Pflanzen verwechselt, nicht zuletzt mit dem gleichfalls „Löwenzahn" genannten *Leontodon*. Beim Gewöhnlichen Löwenzahn weisen die „Zähne" nach hinten zur Mitte der Rosette und sind glatt und unbehaart. Auch an den Samenschirmchen kann man sie unterscheiden.

Als einer der ersten Frühjahrsblüher und beinahe letzte Herbstpflanze hat der Löwenzahn eine extrem lange Blüteperiode und fungiert so als unverzichtbare Nektarquelle für Bienen und viele andere Bestäuber, wenn sonst nicht viel erblüht. Viele Tiere, darunter Kaninchen, Vögel, Rehe und Schweine, fressen Löwenzahn mit Vorliebe, und sein Pollen ernährt zahlreiche Schmetterlinge und Nachtfalter. Ungewöhnlich ist, dass er während des kühleren Wetters im Frühling und Herbst mehr Blüten hervorbringt als im heißen Sommer.

Mit der Reife verwelken die Blütenblätter und fallen ab, die Hüllblätter krümmen sich nach hinten, und der Samenstand öffnet sich zu einer Kugel, die mit Samen beladen ist. Jeder davon ist an einer winzigen haarigen Scheibe befestigt, die wie ein Fallschirm funktioniert und die Verbreitung durch den Wind erleichtert. Die Samen können bis zu drei Kilometer von der Mutterpflanze fortgetragen werden, es geht aber auch „huckepack" auf der Kleidung, einem Tierfell oder in ablaufendem Regenwasser. Jede „Pusteblume" trägt etwa 50 bis 200 Samen, und ein einziger Löwenzahn produziert mehr als 5.000 Samen pro Jahr – die bis zu neun Jahre lang lebensfähig sind! Der Samenkopf der Pflanze bietet zudem eine bemerkenswert zuverlässige Wettervorhersage: Steht die Samenkugel weit offen, ist das Wetter schön, doch schließt sie sich wie eine Schirmhülle, so ist mit Regen zu rechnen.

Obstbauern lassen gern Löwenzahn unter ihren Bäumen wachsen, um dadurch eine frühere Ernte zu erzielen, weil er ein Gas namens Ethylen abgibt, das die Reifung der Früchte beschleunigt. Entgegen dem landläufigen Vorurteil ist Löwenzahn sogar gut für den Rasen, denn seine tiefen Pfahlwurzeln belüften und lockern verdichtete Böden und verringern zugleich die Erosion. Außerdem kann man die Pflanze in Wasser fermentieren, um so einen kaliumreichen organischen Dünger zu erzeugen.

RINGELBLUME

OPTIMISMUS UND GEDULD

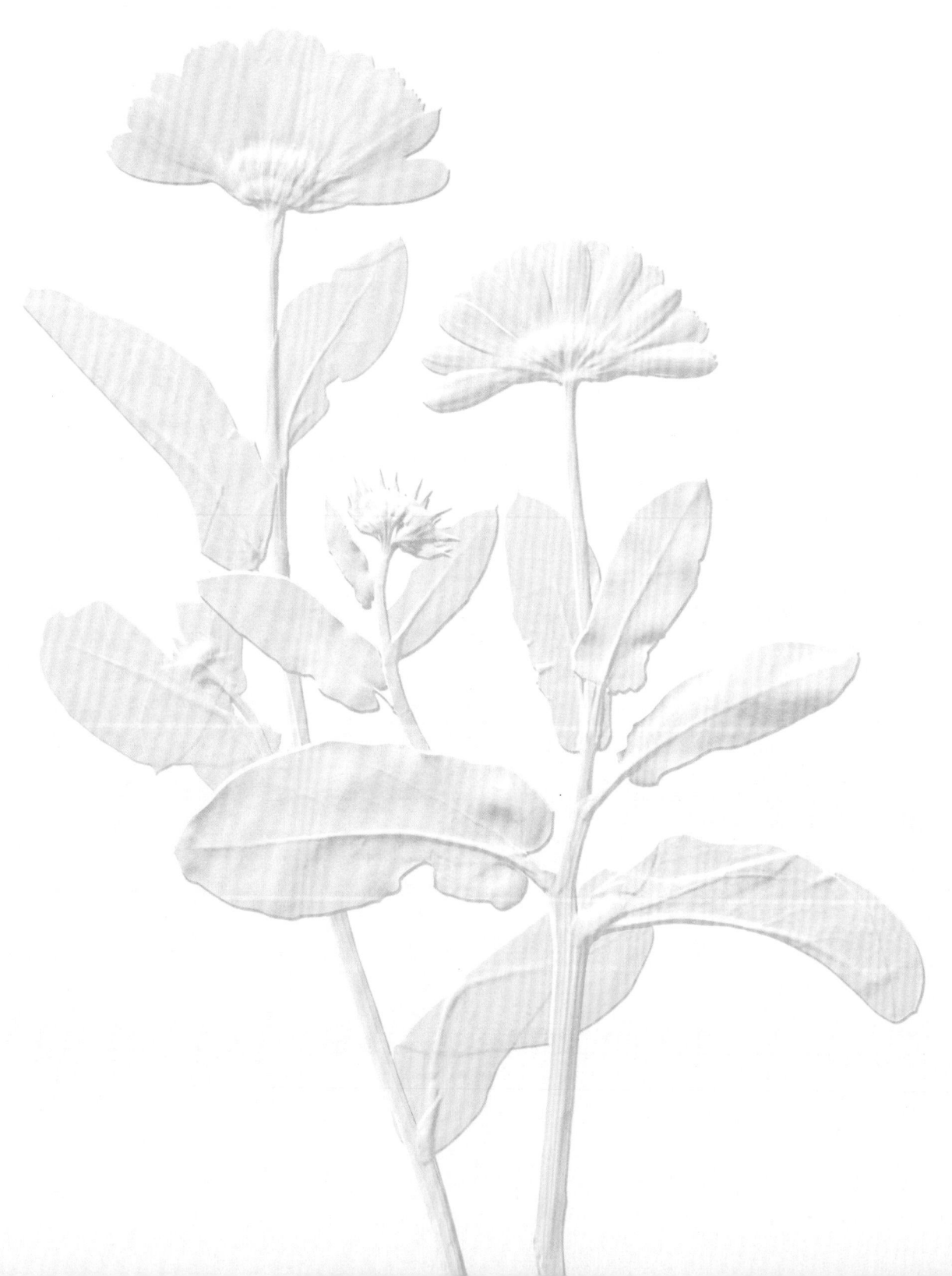

Der schöne englische Name *marigold* umfasst eine Gruppe kleiner, fröhlich anmutender Pflanzen mit ähnlichen Eigenschaften, die aber nicht direkt verwandt sind, vor allem die Gattungen *Calendula* und *Tagetes*: Ringelblumen und Studentenblumen. Beide gehören wie die Kamille zur Familie der Korbblütler *(Asteraceae)*, leuchten in warmen Goldgelb-, Rot- und Orangetönen und haben vergleichbare Heilwirkungen. In der Sprache der Blumen tragen sie ähnliche Grundbedeutungen, von denen viele auf Optimismus und Geduld verweisen. Ferner verknüpft man sie mit Weitsicht, Herzenstrost und religiöser Zuneigung.

Calendula und *Tagetes* werden gern in Hausmitteln zur körperlichen, emotionalen und spirituellen Gesundung genutzt und sind eng mit religiösen und magischen Praktiken auf der ganzen Welt verbunden. Darüber hinaus sind einige Sorten essbar, mit anderen lassen sich Lebensmittel, Kleidung und sogar Haare färben.

BEDEUTUNGEN UND SYMBOLIK

Die Ringelblume oder *Calendula* heißt nach den *calendae*, was auf Latein für den ersten Tag jedes Monats steht, vielleicht weil sie immer wieder von Neuem blüht. Andere Volksnamen sind Monatsblume, Wucherblume, Ringelrose oder Morgenröte, und das englische *marigold* kommt von „*Mary's gold*", weil die frühen Christen die Statuen der Jungfrau Maria mit den goldgelben Blüten schmückten.

Die Studentenblume, deren buschige Köpfchen wohl an die bunten Kappen von Verbindungsstudenten erinnern, trägt den lateinischen Gattungsnamen *Tagetes,* nach Tages, dem etruskischen Gott der Weisheit und der Wahrsagungen, und man kennt sie auch als Sammetblume oder Türkische Nelke. Die größte der ca. 60 Arten ist die „aufrechte" *Tagetes erecta*, die kleinere *T. patula* gedeiht auf vielen Balkonen, sehr hübsch ist noch die „schmalblättrige" *T. tenuifolia*.

In Mexiko ist die Studentenblume *(Tagetes erecta)* als *cempasúchil* bekannt, was vom aztekischen Wort *zempoalxochitl* abgeleitet ist und „zwanzig Blumen" bedeutet. Damit wird vermutlich auf die Fülle an Blütenblättern der Blume angespielt.

Um diese beiden Blumen haben sich im Laufe der Zeit viele Legenden und symbolische Bedeutungen gerankt. Die meisten sind positiv, aber es gibt auch ein paar dunkle Seiten: Eine griechische Sage erzählt vom Sonnengott Apollo, in den sich die junge Caltha verliebt hatte, doch die Kraft seiner Strahlen verzehrte sie, und an ihrer Stelle wuchs eine Ringelblume. Anderswo wird erzählt, wie vier Nymphen Apollo eifersüchtig nachstellten, bis seine Schwester Artemis sie vor Zorn in gelbe Blumen verwandelte.

Sowohl *Calendula* wie *Tagetes* folgen mit ihren Blütenköpfchen dem Lauf der Sonne und veranschaulichen damit, dass die Dinge in Bewegung sind. In Kombination mit ihren leuchtenden Farben lassen sich bejahende Botschaften wie Freude, Dankbarkeit, Wärme, Zuneigung, Frieden, Verständnis, Geborgen- und Zufriedenheit ableiten.

Durch den engen Bezug zur Sonne sind beide Blumen Symbole für Wärme, Liebe, Leidenschaft und Sexualität. Man verbindet sie mit dem Löwen, einem Sinnbild von Tapferkeit und Mut, und sie dienen als Zeichen für Ausdauer, Beständigkeit und Loyalität.

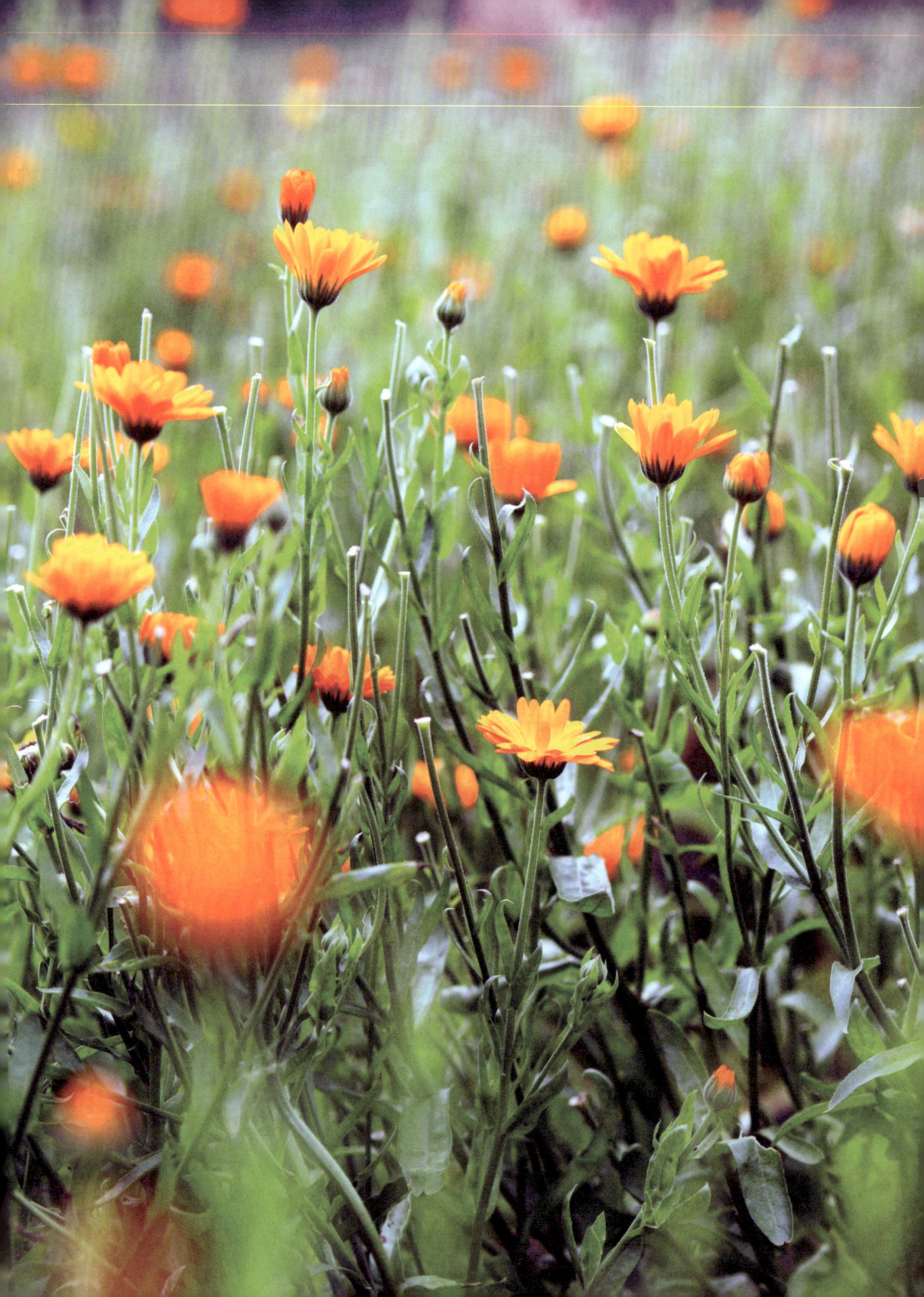

In Indien gehören enorme Mengen von Ringelblumen (inzwischen auch Studentenblumen) traditionell in einen Brautstrauß, weil ihre kräftigen Farben als Glücksbringer angesehen werden. Sie stehen dafür, jemandes Zuneigung mit harter Arbeit und durch Kreativität zu gewinnen, aber ebenso für den Ehrgeiz, eine Beziehung zum Erfolg zu führen.

Mit beiden Gewächsen verbindet man auch negative Assoziationen wie Schmerz, Eifersucht und Grausamkeit gegenüber geliebten Menschen, und das Verschenken von *Tagetes* hat sogar einen leicht vulgären Beigeschmack. Die Kombination mit anderen Blumen kann gute und schlechte Erfahrungen ausdrücken: Gemischt mit Rosen zeugen sie von süßem Liebesschmerz, während sie zusammen mit Vergissmeinnicht besagen: „Denk an meine sexuelle Anziehung und meine Hingabe zu dir!"

Dem oder der Geliebten solche Blumen zu schenken, mag diskret andeuten, dass man im Bett ein wenig mehr experimentieren möchte. Angeblich finden beide Verwendung in Zaubersprüchen, die mit Leidenschaft, Kreativität und Herzenswärme zu tun haben, auch sollen sie in Liebestränken und Liebeszaubern die Zuneigung langfristig aufrechterhalten. Das Öl der Studentenblume könne dabei helfen, die partnerschaftliche Treue zu fördern, und ist zudem mit Langlebigkeit, Reichtum und Schönheit verbunden.

Eine Salbe aus getrockneter Ringelblume, Majoran, Wermut und Thymian, in Honig und Weißwein gekocht, mit der man sich einreibt, bewirkt angeblich Träume, die einem enthüllen, wer die wahre Liebe ist. Träume von Ringelblumen gelten zudem als gutes Omen und signalisieren traditionell Glück, Erfolg und eine gedeihliche Ehe. Im Mittelalter wurden die Ringelblumen als Talisman getragen, um den Geliebten zu erobern, und in magischen Ritualen für das Erlangen von Reichtum gebraucht. In Wasser zu baden, das mit den Blütenblättern durchtränkt ist, soll attraktiver und selbstbewusster machen, sodass man leichter Respekt und Bewunderung bei Familie, Freunden und Gleichaltrigen gewinnt.

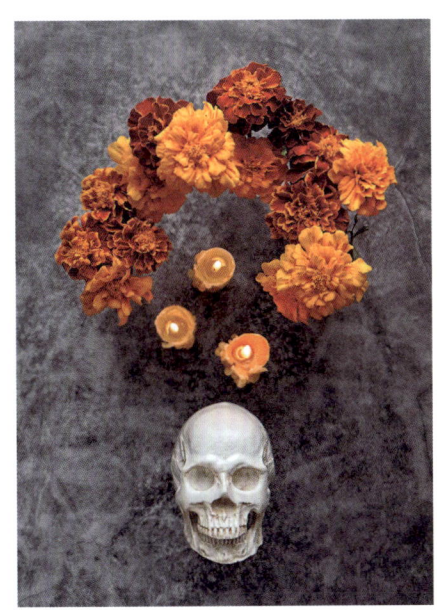

Neben den romantischen Aspekten werden die sonnengelben Blumen mit Auferstehung und Optimismus assoziiert, und sie spielen in vielen Religionen eine wichtige Rolle. Die Azteken, Buddhisten, Hindus, Christen und viele heidnische Kulturen brachten sie ihren Göttern dar, während die alten Römer und Griechen ihre Zeremonien mit *Calendula officinalis* schmückten und sie gerne in Blütenkronen und -girlanden trugen. In Indien zählt man Ringelblumen, inzwischen auch *Tagetes*, zu den heiligen Pflanzen und opfert sie den Hindugöttern als Zeichen der Dankbarkeit, Ehrfurcht und Gelassenheit.

Im viktorianischen England standen Ringel- und Studentenblumen für Trauer und verzweifelten Kummer und sollten Mitgefühl und Beileidswünsche für Hinterbliebene signalisieren. Die stille Botschaft war: „Meine Gedanken sind bei euch." Gepaart mit Mohn heißen sie: „Lasst mich Trost spenden!"

Mit Verlust verknüpft man in Mexiko dagegen die Studentenblume. Sie ist dort Xochiquetzal geweiht, der aztekischen Göttin der Liebe, der Ehe und der Prostituierten, aber auch des Totenreichs. Das mag erklären, warum *Tagetes* als „Totenblume" bekannt ist und weshalb bei den Friedhofsfeiern zu Allerheiligen *(El Día de los Muertos)* Familien ihre Gräber damit dekorieren, außerdem mit Kerzen und Skeletten, den Leibspeisen, Fotos und Erinnerungsstücken der geliebten Toten. Die Mexikaner glauben, dass die *Tagetes* Verstorbenen den Weg ins Jenseits weisen. Die getrockneten Blüten verstreut oder verbrennt man, um einen Bereich zu weihen, und neben einem Grab gepflanzt bringen sie den Verstorbenen Freude. Die frischen Blumen wiederum symbolisieren die Vergänglichkeit des Lebens und bedeuten Fürsorge in Zeiten des Leids. Und wo die spanischen Konquistadoren das Blut der mexikanischen Ureinwohner vergossen haben, sprossen nach mexikanischem Volksglauben – *Tagetes*.

Calendula wird schon lange zur Zauberei eingesetzt, um schlechte Energien und Gedanken zu vertreiben, außerdem hilft sie beim Wahrsagen, bietet Schutz und bringt Glück und Schlaf. Im 16. Jahrhundert sollte ein Ringelblumentrank Feen herbeibeschwören, und auch die Druiden strichen Menschen ein Wasser aus *Calendula*-Blüten über die Lider, um sie mit dem Elfenreich zu verbinden. Legt man sich die Blumen unters Kopfkissen, schützen sie vor bösen Geistern und sorgen für guten Schlaf, während das Einlegen in die Matratze oder das Verstreuen unter dem Bett prophetische Träume fördern mag. Wer beraubt wurde, dem enthüllt ein Amulett im Schlaf den Täter. Schließlich können sie angeblich als eines von ganz wenigen Kräutern einer Hexe ihren Willen nehmen. Ein Öl aus *Tagetes*-Blüten stärkt andererseits die übersinnlichen Fähigkeiten und lässt sich in der Engelsmagie und zum spirituellen Schutz verwenden.

Ringelblumen soll man zu Mittag pflücken, wenn die Sonne am heißesten ist, dann stärken und trösten sie das Herz, und ihre Kraft wirkt in Zaubersprüchen am besten. Aber Vorsicht: Wer sie aus Versehen im Morgengrauen pflückt oder nur zu lange anstarrt, wird zum Alkoholiker, so ein Aberglaube. Umgekehrt schrieb man der Ringelblume Schutzkräfte zu, und das Mitführen einiger Exemplare in der Tasche oder im Knopfloch könne speziell bei Rechtsstreitigkeiten Glück bringen. In *Magiferous Plants in Medieval English Herbalism* nennt Martha S. Weil Ringelblumen als Hauptzutat eines Amuletts, das den Träger vor Anfeindungen schützen und die Verbreitung von Klatsch und Tratsch bannen sollte.

Eine Vase mit Ringel- oder Studentenblumen steigert die positive Energie in einem Raum und bringt Glück, Wohlstand und Entfaltungsmöglichkeiten. Außerdem vermitteln sie Optimismus und Trost in Herzensdingen. Hexen sind überzeugt, dass ein Ringelblumenkranz an der Tür oder eine Girlande daraus böse Geister vom Haus fernhält. Auch für unerwünschte Besucher mag diese Wirkung gelten.

In der Folklore vieler Völker vermag *Calendula* das Wetter vorhersagen: Öffnen sich ihre Blüten nicht bis 7 Uhr früh, zieht Regen oder ein Gewitter auf. Carl von Linné wiederum meinte, wenn Ringelblumen von 9 Uhr bis 15 Uhr geöffnet bleiben, halte trockenes Wetter länger an.

ANWENDUNGSMÖGLICHKEITEN

Die alten Ägypter, Römer und Griechen nutzten *Calendula* als Heilmittel, Kochzutat und für spirituelle Zwecke. Die Römer verabreichten sie gegen Warzen und andere Leiden, sie fand sich in Hautcremes und als Speisewürze, und wer im Oktober geboren war, hatte sie im Geburtstagsstrauß. Im mittelalterlichen England trug man Ringelblumen als Talisman zum Schutz vor der Pest. Der *Codex Badiano*, eine aztekische Kräuterkunde aus dem Jahr 1552, verrät wiederum, dass *Tagetes* sich gut bei Schluckauf eignen – und für Blitzschlagopfer! Sie spielten eine Rolle in Zeremonien von Azteken und Maya, und noch heute gebrauchen Maya-Schamanen *T. lucida* in Ritualen, um Visionen auszulösen. Die Spanier brachten dann Samen der Studenten-

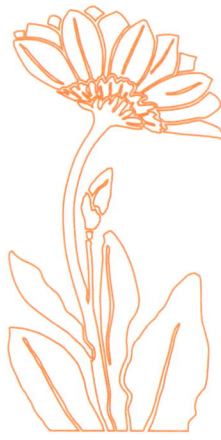

Einem Volksglauben zufolge fördern Ringelblumen gute Energie und fröhliche Gespräche unter Freunden und in der Familie, und ein Topf mit Ringelblumen im Haus verbessert die ehelichen Beziehungen.

blume aus Südamerika nach Hause mit, von wo aus sie sich in alle Teile der Welt verbreitete.

Beide Pflanzen werden seit langem als Färbesubstanz verwendet und liefern Töne von Goldgelb bis Olivgrün, je nach Menge der getrockneten oder frischen Blüten und der Art des Stoffes. *Calendula* dient auch als natürliche Haartönung und verleiht je nach Grundfarbe goldene oder rötliche Schattierungen.

CALENDULA

Ringelblumenblüten enthalten Wirkstoffe, die ihnen entzündungshemmende, antivirale, antimikrobielle und antiseptische Eigenschaften verleihen. Tatsächlich sind wenige Pflanzen so vielseitig und effektiv im Behandeln einer breiten Palette von Beschwerden. Sehr viel davon baut die ehemalige Sowjetunion an, wo man sie auch als „russisches Penicillin" kennt. Extrakte der Ringelblumenblüte werden zu Salben, Cremen, Lotionen, Ölen und Tinkturen verarbeitet und je nach Konzentration innerlich wie äußerlich angewendet. *Calendula* ist eine der beliebtesten Zutaten in Körperpflegeprodukten wie Seifen, Shampoos und sogar Zahnpasta und Mundwasser – sanft genug selbst für Babys und empfindliche Haut.

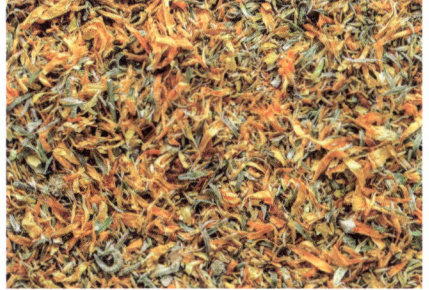

Als pflanzliche Arznei hilft *Calendula* vor allem gegen dermatologische Leiden, besonders gut bei gereizter Haut, die sie beruhigt, befeuchtet und mit Nährstoffen versorgt. Sie heilt Verbrennungen sowie Sonnenbrand, kleine Schnittverletzungen, juckende oder rissige Haut, Windelausschlag, Akne und Insektenstiche. Angeblich können Ringelblumen Muskelkrämpfe und Blutungen lindern, und sie wurden schon im Amerikanischen Bürgerkrieg zur Wundversorgung und Verkürzung des Genesungsprozesses eingesetzt. Wenn man die zerdrückten Stängel auf Hühneraugen und Warzen aufträgt, lassen sich diese leichter entfernen, während der Saft der Blätter ein gutes Mittel bei Brennnesseljucken ist.

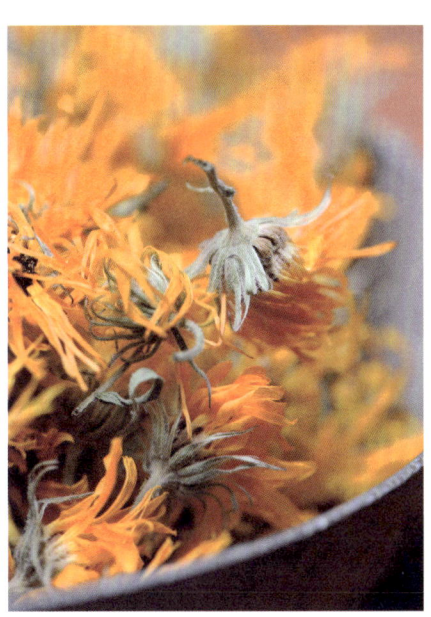

Calendula beruhigt nicht nur zarte Haut, sondern auch sensible Gemüter, denn sie wirkt als Sedativum zur Entspannung der Nerven. Im viktorianischen England empfahl man einen Likör aus Ringelblumen, um verzweifelte Menschen aufzumuntern und ihnen wieder Mut zu machen. In *Complete Herbal* stellte der Kräuterkundler Nicholas Culpeper 1653 fest: „Kraut der Sonne, im Zeichen des Löwen. Stärkt das Herz ungemein und ist stark treibend, bei Pocken und Masern etwas weniger dienlich als Safran. Ein Saft von Ringelblumenblättern mit Essig versetzt, und jede heiße Schwellung darin getränkt findet alsbaldige Erleichterung und Abhilfe. Die Blüten, ob frisch oder getrocknet, werden oftmals Suppen, Brühen und Getränken zugefügt, um Herz und Geist zu erfreuen und jegliche böse Pestilenzenergie zu vertreiben, die störend wirken könnte. Ein Pflaster aus den trockenen Blüten als Pulver mit Schweinefett, Terpentin und Colophonium auf der Brust aufgetragen, stärkt und stützt das Herz unendlich bei Fieber, ob von der Pest oder anderen Seuchen."

Als Entschlackungsmittel ist *Calendula* gegen Fieber, Infektionen, Bauchweh, Verstopfung und zur Linderung von Menstruationsschmerzen und Muskelkrämpfen einsetzbar. Laut der Forschung verzögert Ringelblumensalbe die Alterung der Haut, indem sie deren Elastizität, Feuchtigkeitshaushalt und Straffheit verbessert. Insbesondere in den Wechseljahren mildert sie Trockenheit und Schmerzen beim Geschlechtsverkehr. *Calendula*-Tinktur wirkt als

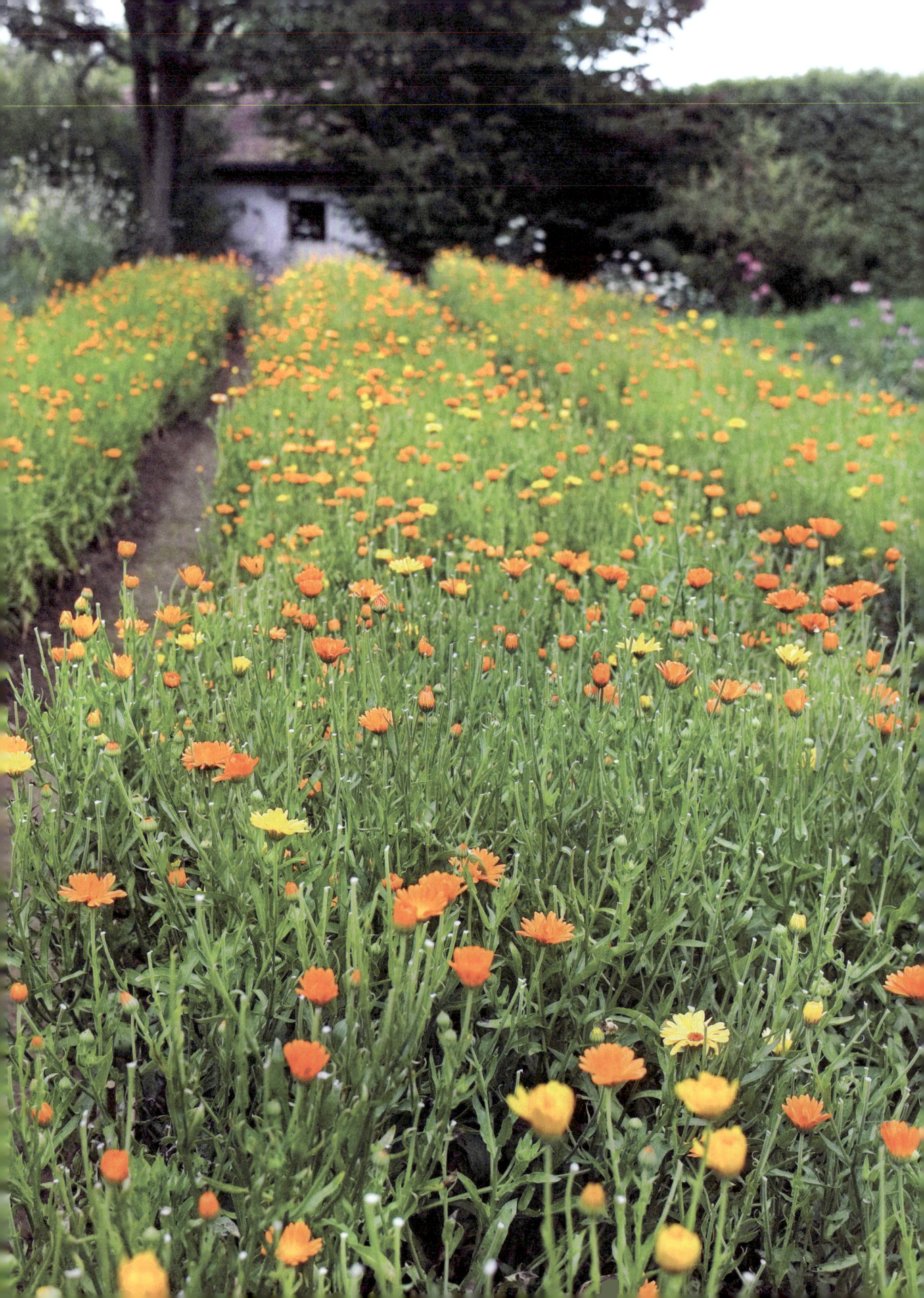

Allround-Tonikum für das Abwehrsystem: Eine Gurgellösung aus ein paar Tropfen in Wasser stärkt die Immunität, wehrt Erkältungen und Grippe ab und empfiehlt sich bei Infektionen im Mundraum und zum Blutstillen nach einer Zahnextraktion.

Das Homöopathikum *Calendula officinalis* ist in Form von Globuli, Tinkturen oder Cremen erhältlich und oft als Antiseptikum in Verwendung. Es ist besonders nützlich bei verletzter oder rissiger Haut, da es Schmerzen lindert und die Heilung anregt. Ferner eignet es sich zum Behandeln von Abszessen, Augenentzündungen, Fieberblasen, Geschwüren, Frostbeulen, Wunden und Operationsnarben.

Alle Teile der Ringelblume sind essbar und werden seit Jahrhunderten in der Küche verarbeitet. Die Römer schätzten die Blütenblätter als preiswerten Ersatz für Safran, da sie in Farbe und Aroma sehr ähnlich sind; noch heute gilt *Calendula* als „Arme-Leute-Safran". Getrocknet sind sie ein hervorragendes Eintopf- und Suppengewürz, frisch schmecken sie leicht säuerlich und sehen in gemischten Salaten recht attraktiv aus. Man kann damit den Gelbton von Butter und Käse verstärken oder sie an Hühner verfüttern, um deren Eidotter ein sattes Orange zu verleihen. Ein Aufguss der Blütenblätter in heißem Wasser ergibt einen wohltuenden, wenn auch etwas bitteren Tee. Obwohl *Calendula* im Allgemeinen unbedenklich sein dürfte, sollten Schwangere und Personen, die Sedativa oder Blutdrucksenker einnehmen, sie vorsichtshalber meiden.

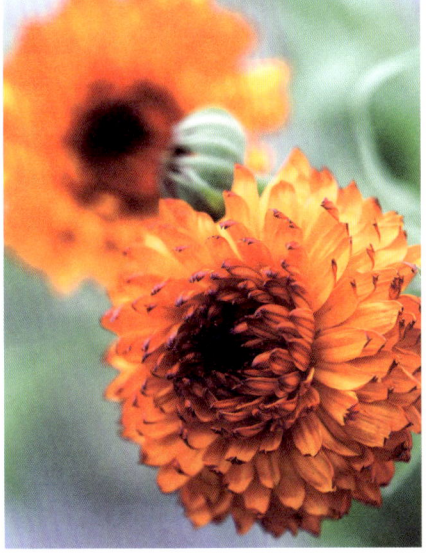

TAGETES

Die Studentenblume diente schon im präkolumbianischen Amerika als Kräutermedizin. Die Azteken nahmen verschiedene Arten von *Tagetes* gegen alle möglichen Beschwerden vom Schluckauf bis zum Durchfall ein, und der aus den Blättern gepresste Saft wurde mit Wasser oder Wein vermischt gern als Aphrodisiakum getrunken. Zudem wollte man damit altersbedingte Augenleiden, Gefäßerkrankungen und Herzinfarkte verhindern. In Teilen Mexikos war *Tagetes* bei Verdauungsproblemen, Magenschmerzen, Koliken, Verstopfung, Erbrechen und in der Stillzeit in Gebrauch. Die Dampfdestillation der Blüten erzeugt ein Öl von gelber bis tieforanger Farbe mit fruchtigem, leicht bitterem Duft. Ein Tee aus dem getrockneten Kraut hilft bei Atemwegserkrankungen wie Erkältung, Grippe, verstopfter Nase und Bronchitis. Äußerlich wird das Kraut zur Behandlung von Wunden, Ekzemen, Geschwüren und Rheuma verwendet. *T. patula* soll Verdauungsprobleme lösen und als Diuretikum und Beruhigungsmittel agieren.

Das Öl von *Tagetes minuta* riecht süßlich-fruchtig und gilt als antimikrobiell, antibakteriell, antimykotisch, krampflösend, antiparasitär, antiseptisch und insektizid. Es beruhigt die Nerven, lindert Angstgefühle und verbessert den Schlaf. Tagetesöl fördert geistige Klarheit, Selbstbewusstsein und emotionale Kontrolle, auch wirkt es nährend und verjüngend, deshalb ist es gut bei Hautkrankheiten, Schnittwunden und Prellungen sowie gegen Pilz- und Bakterienbefall. Es entlastet außerdem Stauungen, lindert Muskelverspannungen und ist wegen seines belebenden Geruchs eine beliebte Zutat in Parfums.

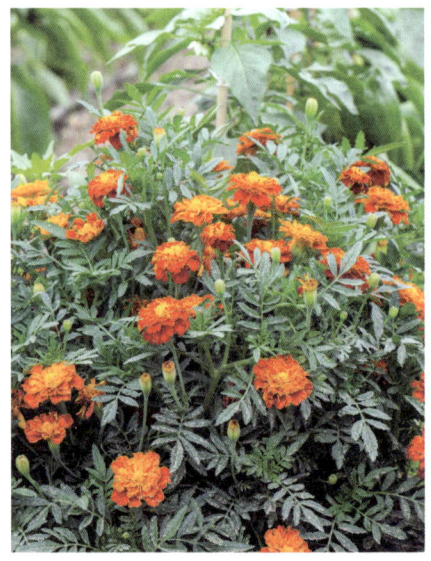

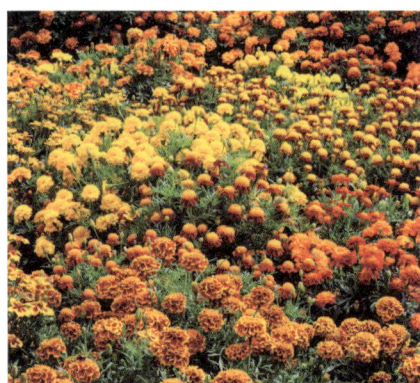

Einige *Tagetes*-Arten sind essbar, andere jedoch nicht, daher heißt es sich gut informieren. Die frischen Blätter von *T. minuta* schmecken wie eine Mischung aus süßem Basilikum, Estragon, Minze und Zitrusfrüchten und dienen in Teilen von Peru, Ecuador, Chile und Bolivien als Küchengewürz. Man verarbeitet sie zu einer Tinktur und konsumiert sie getrocknet oder in Form einer schwarzen Paste namens *huacatay*. Die Blütenblätter von *T. erecta* werden – wie bei *Calendula* – frisch in Salaten und zur Verfeinerung von Farbe und Geschmack bestimmter Speisen verwendet, etwa Hühnchen, Eigelb und Garnelen. Mitunter als „mexikanischer Estragon" bekannt, soll *T. lucida* eine ausgezeichnete Alternative zu diesem Küchenkraut sein, besonders wenn der echte Estragon im Winter ruht.

Neben den vielen kulinarischen Einsatzmöglichkeiten und gesundheitlichen Vorteilen sind die beiden hübschen, lang blühenden und leicht zu züchtenden Pflanzen wie geschaffen zum Verschönern unserer Gärten und Häuser. Ihre goldenen Töne und positiven Energien bringen Farbe ins Dasein, sie erleuchten und leiten uns, wenn wir vor Herausforderungen stehen – ob in Fragen von Liebe, Leben oder Tod –, und verhelfen uns zu Ruhe, Zuversicht und Geduld. So kommt mit Ringel- und Studentenblumen etwas mehr „Sonnenschein ins Leben".

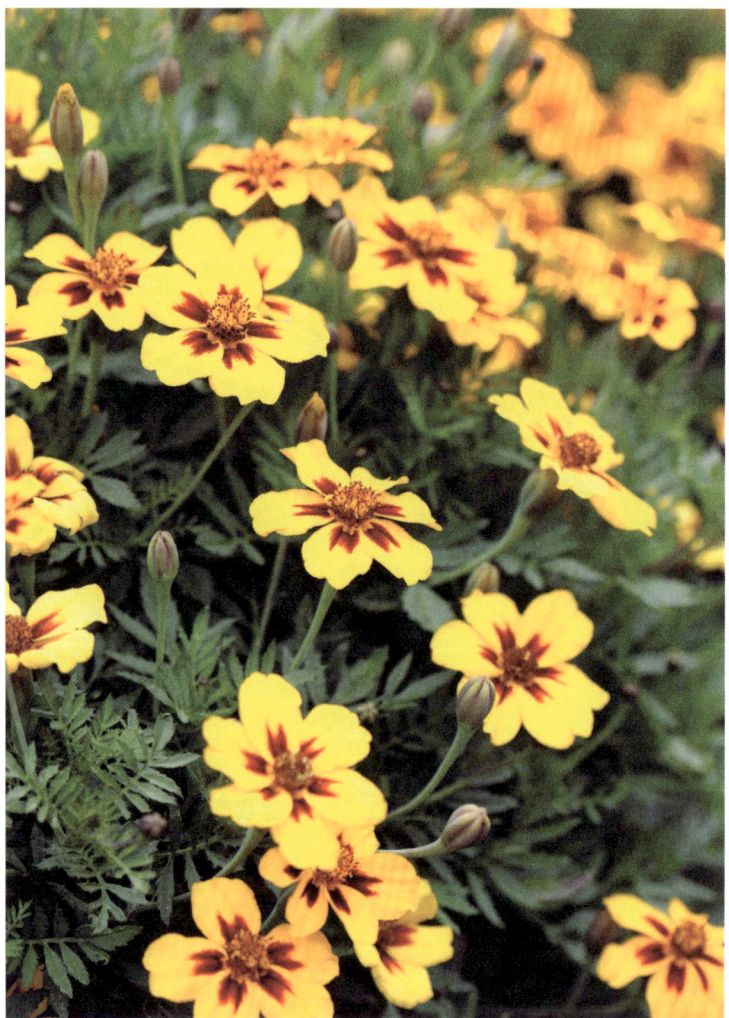

BOTANISCHE DETAILS

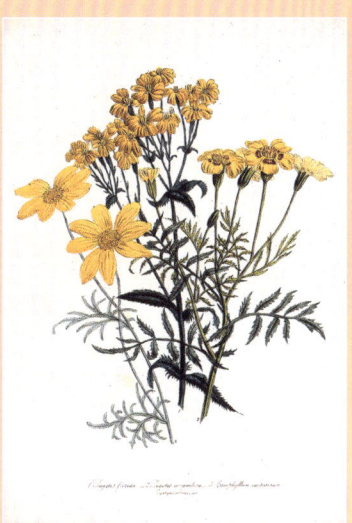

Der legendäre irische Gärtner und Schriftsteller William Robinson (1838–1935) schrieb über die Ringelblume: „Wenige Pflanzen sind farbenfroher und zugleich anspruchsloser an Standort und Boden." Bei einer Wuchshöhe von 30–60 cm hat sie mittelgrüne, ovale Blätter und margeritenförmige Blüten in sattem Orange bis Goldgelb, die leicht süßlich riechen. Die langen, geraden Kronblätter bilden einen flachen Kranz. *Calendula* hat einen aufrechten Stängel und beiderseits behaarte Blätter. Es gibt etwa 15 bis 20 verschiedene Arten, die je nach Witterungsumständen ein- oder mehrjährig gedeihen. Die ursprünglich aus dem Mittelmeerraum stammende Ringelblume wird schon lange vom Menschen kultiviert und wächst heute überall auf der Welt, besonders im gemäßigten Klima.

Tagetes dagegen kommen aus den südlichen USA und Lateinamerika, haben sich aber auf der ganzen Welt eingebürgert. Es gibt etwa 50 Arten, die entweder ganz schlichte oder dicht gefüllte Blüten haben, wie Miniaturnelken. Die ein- oder mehrjährigen Pflanzen variieren in der Größe von 15 cm bis über einen Meter. Sie riechen stark, mal angenehm medizinisch, mal penetrant und aufdringlich.

Ihre hübschen Blüten, die lange Blühdauer und ihr pflegeleichtes Wesen haben dazu geführt, dass sich Ringel- und Studentenblume als unschätzbare Grundelemente des englischen Cottage-Gartenstils bewährt haben. Sowohl *Calendula* als auch *Tagetes* lassen sich leicht aus Samen ziehen, die im Frühjahr einfach ausgestreut werden. Obwohl sie sehr anpassungsfähig sind, gedeihen sie am besten mit viel Sonne in mäßig fruchtbarem, lockerem Boden. Die meisten Sorten säen sich gerne selbst im Garten aus, sind aber leicht zu jäten, falls sie allzu üppig wuchern. Einige *Tagetes*-Arten, darunter *T. minuta*, *T. patula* und *T. erecta*, sind im Garten besonders nützlich, weil sie bestimmte Insekten und wurzelfressende Nematoden fernhalten, Nacktschnecken jedoch magnetisch anziehen, und Sekrete aus den Wurzeln von *T. minuta* helfen die Ausbreitung von Holunder und Ackerwinde zu unterdrücken.

PFINGSTROSE

GLÜCK UND FREUDE

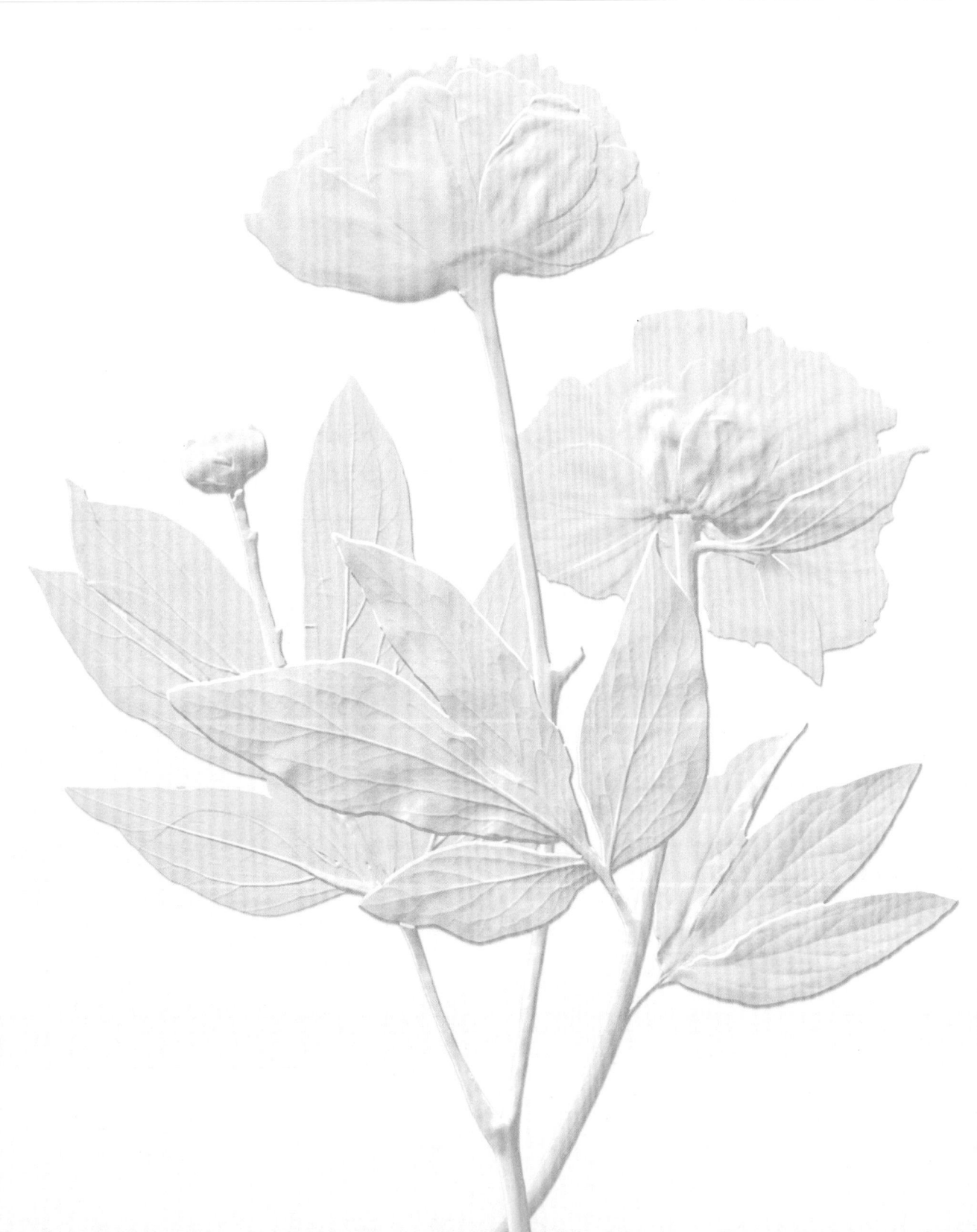

Die Pfingstrose oder Päonie hat eine ehrwürdige Geschichte. Mit ihren betörenden Blüten, dem anmutigen Laub und dem herrlich süßen Duft zählt sie weltweit zu den beliebtesten Pflanzen in den gemäßigten Zonen, obwohl die buschigen Köpfe, die meist um Pfingsten herum aufgehen, nur sieben bis zehn Tage halten. Die samtigen Blütenblätter lassen die Pfingstrose etwas empfindlich wirken, doch bei richtiger Pflege kann die äußerst robuste Staude bis zu 100 Jahre alt werden.

Neben ihrem dekorativen Wert – als Gartenpflanze und auch als Schnittblume – hat die Pfingstrose große medizinische Vorzüge: Alle Teile, also Wurzel, Rinde, Samen und Blüten, finden in der Kräuterheilkunde Anwendung zum Behandeln unterschiedlichster Beschwerden, von Blasenleiden bis zu psychischen Erkrankungen. Obendrein gibt es mystische Zuschreibungen, und sie wurde als Talisman und in Glücks-, Schutz- und Liebeszaubern sowie im Exorzismus verwendet. In der Sprache der Blumen zeugen Pfingstrosen von Glück und Freude und stehen für Lebendigkeit, Wohlstand, Mut und Ehrbarkeit.

BEDEUTUNGEN UND SYMBOLIK

Der Name „Päonie" leitet sich von Paian oder Paeon ab, einem Arzt der Götter in der griechischen Mythologie. Als Paian den verwundeten Pluto mit dem milchigen Saft der Pfingstrosenwurzel kurierte, erweckte er die Eifersucht seines Lehrers Asklepios, des Gottes der Heilkunst, der drohte, den vorwitzigen Schüler zu töten. Doch Zeus rettete Paian, indem er ihn in eine wunderschöne Blume verwandelte: die Päonie.

In England kennt man sie noch als *rose royale* oder „Rose ohne Dornen", bei uns heißt sie auch „Bauernrose" oder – wegen ihrer Heilkräfte – „Gichtrose", und ein chinesisches Wort für die Pfingstrose, *shaoyao*, bedeutet „die Allerschönste". In Fernost hat sie einen besonderen Stellenwert und wird etwa in China vermutlich seit über 4.000 Jahren gezüchtet. Päonien waren während der Tang-Dynastie (618–907 n. Chr.) überaus beliebt, die gemeinhin als das goldene Zeitalter der chinesischen Kunst und Kultur gilt. Traditionell spielten die Blumen in den Gärten der kaiserlichen Paläste Chinas und Japans eine Hauptrolle, weshalb die Pfingstrose mit Adel, Prestige, Ehre, Überfluss und Reichtum assoziiert ist.

Für die Chinesen verkörpert die Päonie Männlichkeit, Ehrgeiz und Erfolg, und sie wird dort bisweilen als „Blume von Reichtum und Respekt" bezeichnet. Im Jahr 1903 erkor die Qing-Dynastie sie zum floralen Wahrzeichen des Landes. Seit der Machtübernahme der Kommunisten im Jahr 1949 hat China keine offizielle Nationalblume mehr, dennoch ist die Pfingstrose dort nach wie vor eine der beliebtesten Schmuckpflanzen und kommt bei Feiertagen und traditionellen Anlässen wie dem chinesischen Neujahrsfest gern zum Einsatz. Päonien werden in China ebenso innig verehrt wie Rosen im Westen, und im Laufe der Jahre gab es regelmäßig Anträge, sie wieder als nationales Blumenwahrzeichen einzuführen; in einer Umfrage der *China Flower Association* aus dem Jahr 2019 erhielt die Pfingstrose 80 Prozent aller Stimmen.

FENG SHUI

Die Pfingstrose ist im Feng-Shui eines der kraftvollsten Symbole für das Glück in der Liebe. Um einen ebenso zärtlichen wie treuen Partner zu finden, empfiehlt sich eine Vase oder ein Bild dieser Blumen in der südwestlichen Ecke des Schlaf- oder Wohnzimmers. Rosa Pfingstrosen werden zur Stärkung der ehelichen Beziehung und auch für Menschen empfohlen, die an gebrochenem Herzen oder Liebeskummer leiden. Ihr zartes Pastell soll die Seele beruhigen und den Geist entspannen, während dunklere Töne Energien zentrieren, die zu Erfolg im Studium, Beruf oder im Liebesleben beitragen. Die Pfingstrose gilt als derart machtvolle Allegorie der weiblichen Schönheit, dass manche Feng-Shui-Meister älteren Paaren davon abraten, Bilder der Blumen im Schlafzimmer aufzuhängen, weil dies Affären mit jüngeren Frauen begünstigen könnte.

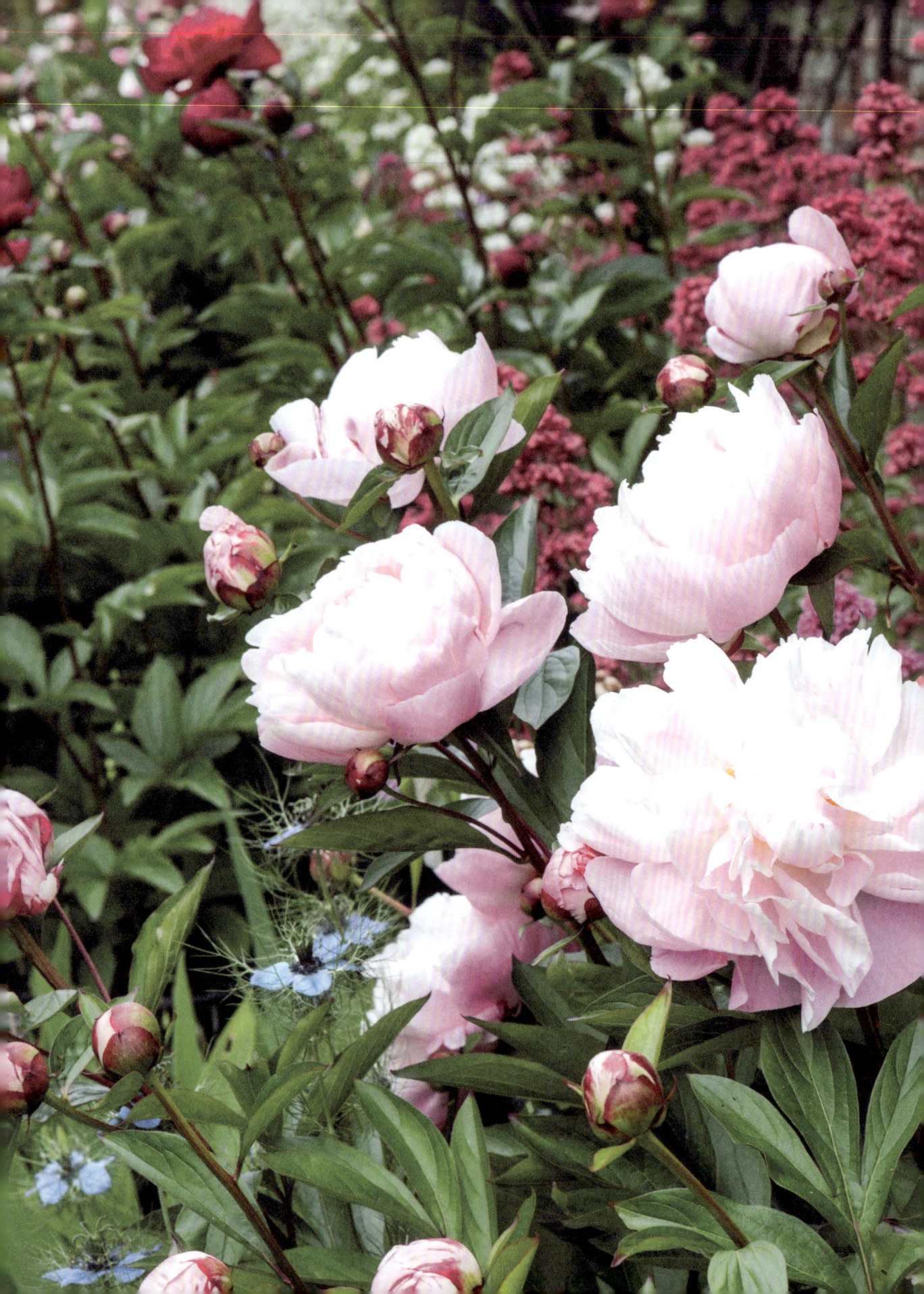

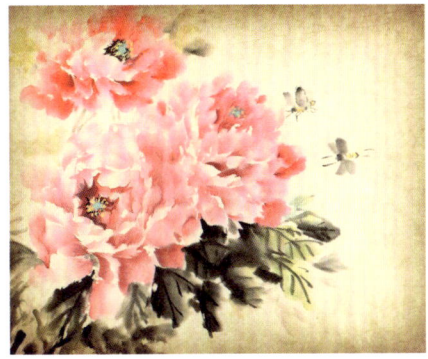

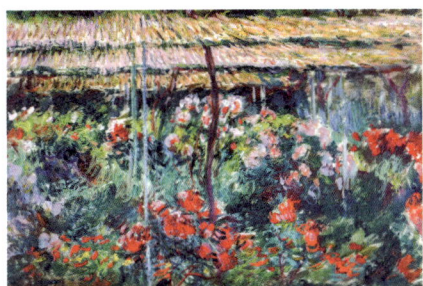

Im 6. und 7. Jahrhundert kultivierten die Chinesen Pfingstrosen für medizinische Zwecke und züchteten sie auch als Zierpflanzen. Ab dem 10. Jahrhundert wuchsen sie in ganz China, wobei Luoyang das bis heute wichtigste Anbaugebiet ist. Ein weiteres Zentrum liegt um Heze in Shandong, und in beiden Städten finden jedes Jahr beliebte Pfingstrosenfeste statt.

Zu Beginn des 8. Jahrhunderts führte man Päonien aus China nach Japan ein und züchtete sie dort so intensiv, dass das Land zu einem der Hauptproduzenten aufstieg. Die in Europa heimische Gemeine Pfingstrose *(Paeonia officinalis)* wird hier seit dem 15. Jahrhundert kultiviert, zunächst als Heilkraut, später in großem Umfang als Gartenstaude, vor allem von englischen und französischen Züchtern. Eine wichtige, in China und Sibirien beheimatete Art, *P. lactiflora* (bei uns als „Chinesische Pfingstrose" oder „Edelpfingstrose" bekannt), kam im 18. Jahrhundert als Export nach England, wo sie in großem Stil gezüchtet und zur Mutter der meisten heute erhältlichen Sorten wurde.

Die üppige Pracht der Päonie ist schon lange ein beliebtes Motiv in der chinesischen und japanischen Kunst, Literatur und als Dekoration auf Keramik, Wandteppichen und Stoffen. Auch viele europäische Künstler haben Pfingstrosen gemalt, darunter Berühmtheiten wie Pierre-Auguste Renoir, Vincent van Gogh, Claude Monet und Édouard Manet, der Pfingstrosen in seinem Garten hatte. Sehr populär ist die Blume in der Tätowierkunst, bei Männern wie bei Frauen. Ihre schöne Blüte schmückt Tattoos als Zeichen von Ehre, Reichtum, Ausdauer und innerer Harmonie.

Die für ihre Romantik bekannten Viktorianer waren in die hübschen Päonienblüten besonders verliebt und nutzten sie, um geheime Botschaften der Verlegenheit, Scham und Reue zu übermitteln. Weitere symbolische Assoziationen der Pfingstrose sind Mitleid, Glück, Wohlstand und Reichtum, Liebe und Romantik, Schönheit und weibliche Fruchtbarkeit, doch sie mag ebenso für das Wiederaufleben einer Beziehung oder die Liebe zwischen zwei Fremden stehen. Da sie als gutes Omen für Glück und eine harmonische Ehe gilt, ist die Päonie zweifellos eine beliebte Wahl für Hochzeitssträuße und -dekorationen, aber auch ein passendes Präsent zur Geburt eines Babys. In einigen westlichen Ländern schenkt man Pfingstrosen traditionell zum zwölften Heiratsjubiläum. Weniger positive Assoziationen sind Unmut und Verlegenheit, daher sind sie vielleicht eine gute Wahl, um sich für etwas zu entschuldigen, dessen man sich schämt.

Eine weitere Schlüsselbedeutung der Päonie ist die Ehre. Somit eignet sie sich hervorragend als Geschenk für alle, die ihrer Familie Ehre einbringen, sei es durch einen Universitätsabschluss, eine Hochzeit oder eine erfolgreiche Karriere. Wie in China fungiert sie auch in Japan als Sinnbild für Maskulinität, Wagemut und ein gewisses Draufgängertum, genauso jedoch für Zähigkeit und Tapferkeit.

Astrologisch gesehen ist die Pfingstrose ein Kraut der Sonne und daher mit dem Element Feuer und dem Sternzeichen Löwe verbunden. Die Sonne herrscht über Wohlstand und Sicherheit, während das Feuer symbolisch für Stolz, Leidenschaft, Mut, Kreativität und Tatkraft steht – lauter Eigenschaften, die mit dem Löwen verbunden sind, ebenso wie Leidenschaft und Loyalität.

In der Magie nutzt man die Pfingstrose hauptsächlich bei Exorzismen und für Schutzzwecke. Sie soll in der Lage sein, Körper, Geist und Seele vor Schaden zu bewahren, Stürme abzuwenden, Ernten zu beschützen und böse Geister zu vertreiben. Weitere Zauberkräfte betreffen Gesundheit, Wohlstand, Glück und Läuterung. Das Tragen von Halsketten, Schutztalismanen oder Amuletten aus getrockneter Pfingstrosenwurzel könne Epilepsie kurieren, Krämpfen vorbeugen und Albträume lindern. Im schon erwähnten *Herball* (1597) schreibt John Gerard: „Fünfzehn der schwartzen (Samen-) Körner, in Wein oder Met eingenommen, ist ein besonderes Heilmittel für all jene, die in der Nacht geplackt sind von der Krankheit, welche Alptraum genannt." Der Botaniker Henry Lyte wiederum empfiehlt in seinem *A Niewe Herball* (1578), 12 bis 15 Päoniensamen in den Met zu geben, um „Leibesqualen" zu behandeln, sowie die getrocknete Wurzel um den Hals zu binden, um Erkrankungen im Allgemeinen abzuwehren.

Pfingstrosen gelten als Schutz vor boshaften Kobolden, Hexenwerk und Irrsinn. Die Samen, die angeblich Zauberkräfte und ein inneres Licht besitzen, wirken bei Vollmond geerntet und luftgetrocknet am besten. Die alten Griechen hielten die Päonie für eine Emanation des Mondes und glaubten, die hellen Blütengesichter würden böse Geister verjagen. Laut einer anderen Legende erschuf sie die Mondgöttin, auf dass sie bei Nacht ihr Licht reflektiere, um so ihre Kinder zu beschützen.

Päonien im Garten zu pflanzen oder sie in Vasen oder als Blumengirlanden im Haus zu haben, soll negative Energie und böse Mächte vertreiben. Im Europa des Mittelalters wehrte man mit ihnen das Böse ab, wenn Frauen ein Kind zur Welt brachten. In *Plant Lore, Legends and Lyrics* schreibt Richard Folkard 1884: „Die Päonie vertreibt Stürme und bannt manchen Zauber." Ferner vermerkt er: „Man sagt ihr nach, sie heile Epilepsie, falls bestimmte Ceremonien strikt observiert werden. So darf der Patient keinesfalls von ihrer Wurzel kosten, wenn ein Specht in Sicht ist, sonst muss er gewisslich erblinden."

In *The Folk-lore of Plants* von 1889 gibt der Geistliche T.F. Thiselton-Dyer an, Päonien kämen dank ihrer „mutmaßlichen Abwehrkraft gegen alle satanischen Einflüsse" zum Einsatz. Die Wurzel soll *Aglaophotis* enthalten, eine legendäre Substanz zum Austreiben von Dämonen, die zur spirituellen Läuterung, für Exorzismen und zum Aufheben von okkultem Zauber dient. Mit Blütenblättern und Samen lässt sie sich zu einem Pulver vermahlen und mit Weihwasser mischen. Wer diesen Trunk einnimmt, kann damit die bösen Geister der Besessenheit vertreiben. Getrocknet wird die Wurzel auch in Kissen gefüllt, um prophetische Träume zu fördern.

Es heißt, es bringt Unglück, eine Pfingstrose auszugraben, denn man riskiert dabei, dass die Feen einen mit einem Fluch bestrafen. Ein weiterer gängiger Aberglaube besagt, dass es einem Pech einträgt, die Blüten verwelken und die Blätter vertrocknen zu lassen. Umgekehrt bedeutet es Glück, wenn die Pflanze voll erblüht ist.

Nach einer griechischen Fabel wuchs die Pfingstrose als einzige Blume auf dem Olymp, weil sie seit jeher mit Unsterblichkeit und Vollkommenheit verbunden wird. Ein anderer Mythos erzählt von tückischen Nymphen, die ihre Nacktheit in den Blütenblättern der Pfingstrose verbargen, daher die Assoziation mit Scheu und Scham. Und in *Le Langage des Fleurs* (1819) zitiert Charlotte de Latour das Gedicht *Des Jardins* des französischen Jesuiten René Rapin: „Es ist nicht die Scham der Bescheidenheit, die sie rosig färbt,

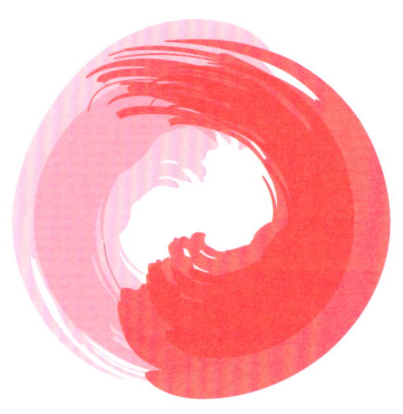

FARBEN

Weiße Päonien sind der Inbegriff von Demut, Schüchternheit, Reue und Scham. Mit ihnen lässt sich eine Entschuldigung ausdrücken – oder Beschämung über etwas, das man getan hat.

Rote Päonien symbolisieren Liebe und Leidenschaft, aber auch unerreichbare Schönheit. Ferner sind sie mit Ehre, Ansehen und Wohlstand verknüpft, weshalb sie gut in ein Hochzeitsbouquet passen.

Rosa Päonien werden stark mit romantischen Gefühlen assoziiert und können für Liebe auf den ersten Blick stehen. Sie sind zudem ein Sinnbild für Reichtum und Glück und daher ebenfalls eine gute Wahl für Hochzeitssträuße und Arrangements.

sondern die feurigen Wangen der Schuld, denn diese Blume ist das Versteck einer ehrlosen Nymphe." Kurioserweise hat die Päonie in östlichen Kulturen die gegensätzliche Bedeutung, wo sie schon immer ein Symbol für Ehre und Respekt war.

Nach einer chinesischen Legende sprach eine schöne, kapriziöse Kaiserin mitten im Winter einen Zauber und befahl allen Blumen in ihrem Garten, zur selben Zeit zu blühen. Alle fügten sich, nur die Pfingstrose nicht. Erzürnt über diese Verweigerung verbannte die Kaiserin sie in den entlegensten, kältesten Teil ihres Reichs, doch trotz der unwirtlichen Umgebung gedieh die Pfingstrose und erblühte aufs Schönste. Die Kaiserin war beeindruckt und beschloss, die Pfingstrose heimkehren zu lassen, indem sie sie zur „Königin aller Blumen" erklärte. In China hieß es auch, eine Frau, die Pfingstrosen-wurzeln verzehrt, werde ebenso schön wie die Blume selbst.

ANWENDUNGSMÖGLICHKEITEN

In China und Japan wird die Päonie seit alters her als Heilpflanze verwendet. Der TCM zufolge kann sie vor allem Entzündungen verarzten und Schmerzen lindern, hat sich aber bei einer breiten Palette von Problemen als wirksam erwiesen.

Bei den alten Griechen galt die Päonie als Symbol für Gesundung, genau wie bei den frühen europäischen Christen, die sie unter anderem bei Magen- und Blasenproblemen, Gelbsucht und Albträumen einsetzten.

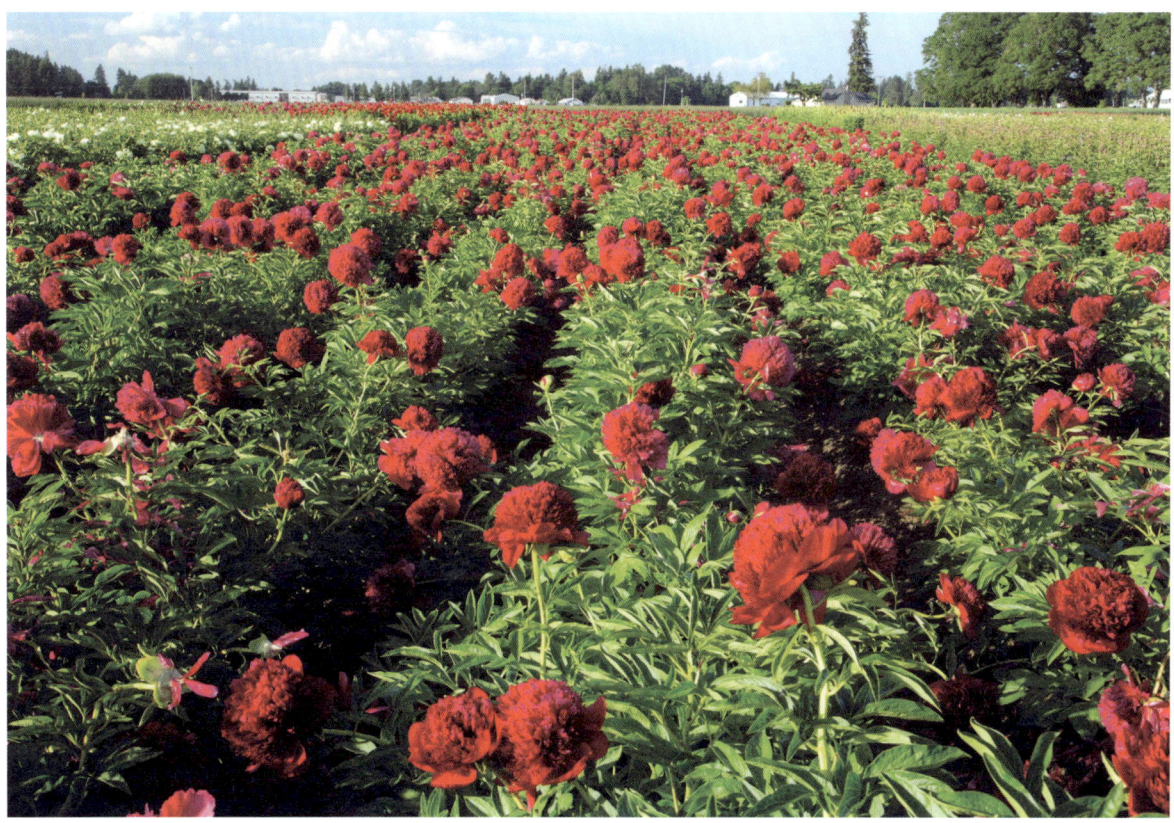

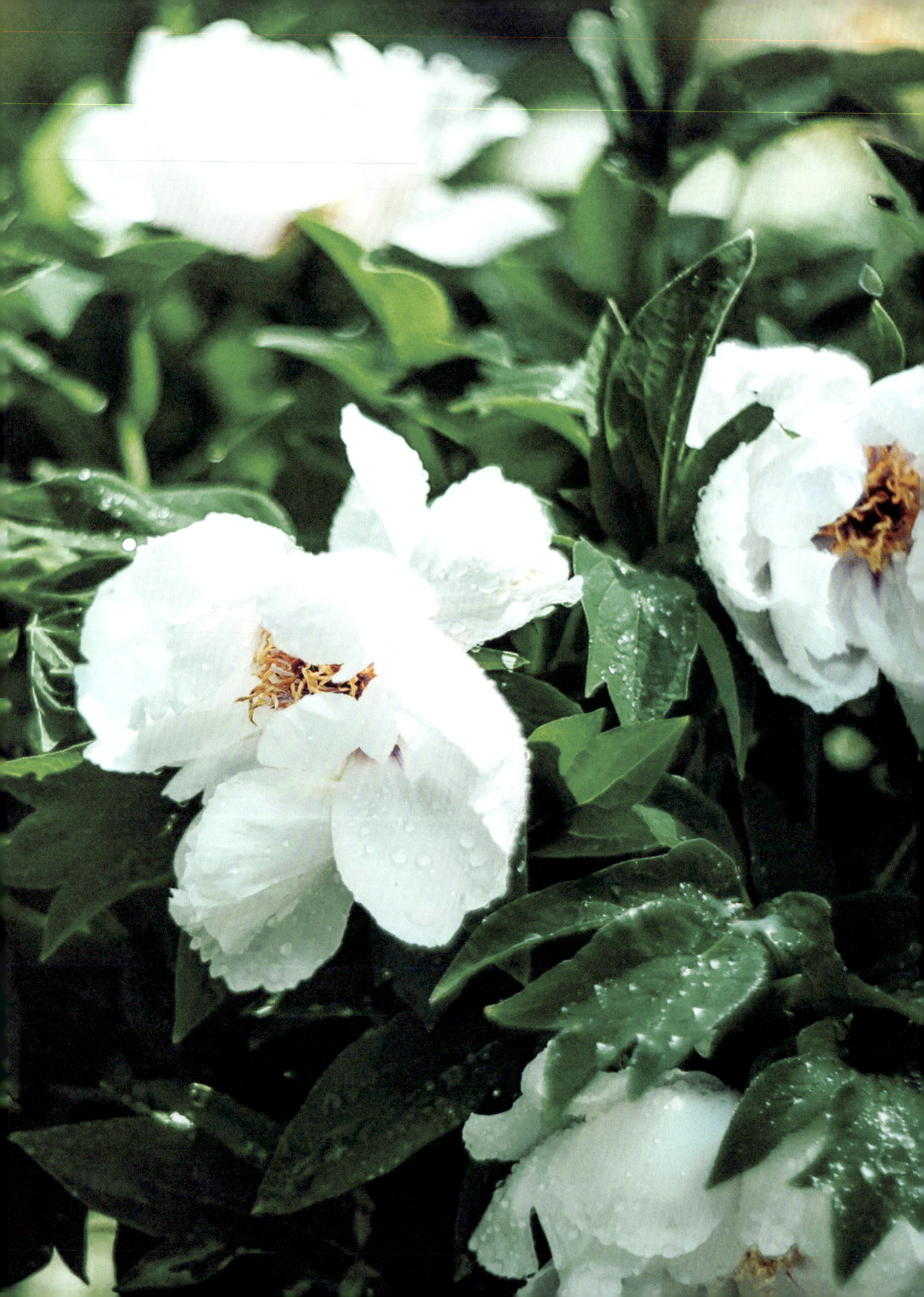

Obwohl die Rinde, die Samen und die Blüten alle in der Kräuterheilkunde verwendet werden, stecken die primären Arzneiqualitäten in der knollenförmigen Wurzel, die man ausgräbt, von der äußeren Rinde befreit, länger kocht und zu einem Extrakt verarbeitet. Den besten Effekt erzielen die Wurzeln von zwei bis fünf Jahre alten Pflanzen. Wenn in Kräuterrezepten manchmal von „roter" oder „weißer Pfingstrose" die Rede ist, bezieht sich dies auf die Farbe der verarbeiteten Wurzel und nicht auf die Blüten.

In der Päonie finden sich über 262 wirksame Inhaltsstoffe mit antibakteriellen, anti-entzündlichen, antioxidativen, anti-pathogenen und tumorhemmenden Eigenschaften. Eingenommen wird sie als Tinktur, ätherisches Öl, in Kapseln, Infusionen oder Sirup. In der modernen chinesischen Medizin kommt die Pflanze bei hohem Cholesterinspiegel und Diabetes zum Einsatz. Außerdem soll sie das Zentralnervensystem ebenso wie das Herz-Kreislauf-System schützen und das Risiko von Herzkrankheiten sowie einiger Krebsarten verringern, obwohl dies bisher nicht wissenschaftlich belegt ist. Man nimmt auch an, dass die Pfingstrose wohltuend auf die Leber wirkt und deren Funktionsweise verbessert. Der entwässernde Wurzelextrakt hilft überschüssige Flüssigkeit zu entfernen, und vermutlich kann er Blasenstauungen und Nierensteine lösen. Da er den Harnsäurespiegel senkt, verschafft der Extrakt Linderung bei Gicht. Der leicht sedierende Effekt ist bei Unruhezuständen, Reizbarkeit und Schlafstörungen angezeigt. Päonien wird zudem eine allgemein immunstärkende Funktion nachgesagt.

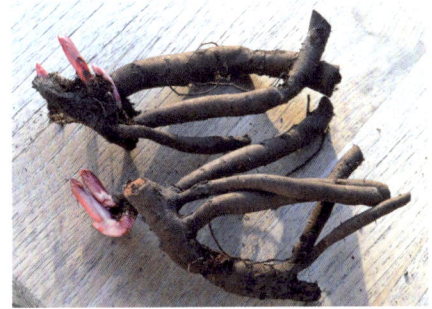

Die Chinesische Pfingstrose *(Paeonia lactiflora)* enthält die Substanz „Paeoniflorin", die möglicherweise als Gerinnungshemmer fungiert und somit Thrombosen vorbeugt. Sie wirkt entspannend und krampflösend auf die Nerven, sodass sie gut bei Muskelschmerzen und Krämpfen ist und sich vor allem bei Menstruationsbeschwerden bewährt hat. *P. lactiflora* ist nützlich bei Fieber, Hepatitis und rheumatischer Arthritis und anderen Entzündungskrankheiten wie Ekzemen. Weitere Anwendungen sind Kopfschmerzen, Gallensteine, Zahnweh und Schlangenbisse. Die Blüten lassen sich auch zu einem wohltuenden Sirup verarbeiten, der bei Husten und Asthma hilft, und die Wurzel hat vermutlich antivirale Eigenschaften.

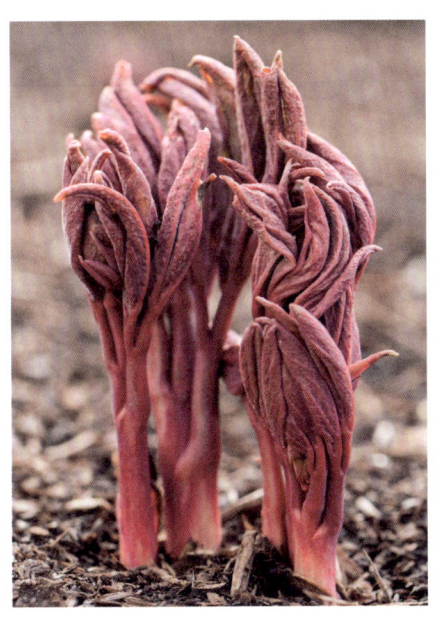

Die Gemeine Pfingstrose *(Paeonia officinalis)* wird als Sedativum zur Beruhigung von nervösen und leicht erregbaren Menschen verwendet. Sie verengt die Gefäße und ist daher gut bei Problemen wie Krampfadern oder Hämorrhoiden geeignet. Ein homöopathisches Mittel aus *P. officinalis* mildert Krampfadern, Dekubitus und andere Geschwüre, Kopfschmerzen und Albträume. In der Wurzelrinde der Strauchpfingstrose *(P. suffruticosa)* findet sich der Inhaltsstoff Päonol, der seit Jahrtausenden in der TCM gegen Entzündungen eingesetzt und derzeit als mögliches Medikament zur Behandlung von Herz-Kreislauf-Erkrankungen studiert wird.

Neben der Arzneiverwendung erwähnen alte chinesische Texte die Päonie auch als Gewürz. Konfuzius (551–479 v. Chr.) schätzte ihr Aroma so sehr, dass er sie angeblich in jeder Soße schmecken wollte. Im heutigen China werden die Blütenblätter von *P. lactiflora* gebraten und gezuckert, um einen knusprigen süßen Snack herzustellen. Man kann sie auch Salaten beifügen oder zu farbenfrohen Marmeladen und Gelees verarbeiten. Ganze Blüten sind gedämpft eine delikate Beilage, und aus den Knospen und Blättern lässt sich sogar ein köstlicher weißer Tee zubereiten.

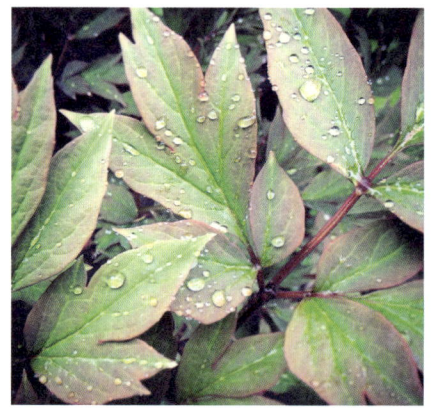

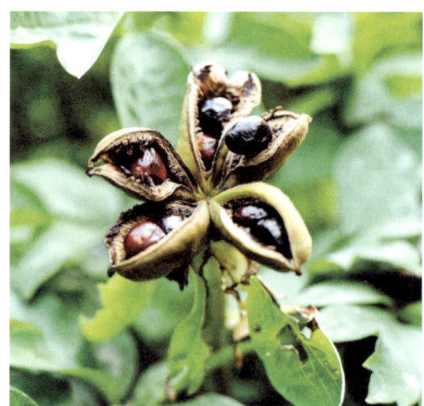

Wurzelextrakt und Blütenblätter der Pfingstrose sind für die meisten Menschen unbedenklich, allerdings sollte man vor der Einnahme sicherstellen, dass keine Pestizide versprüht wurden. In der Schwangerschaft und während der Stillzeit meiden Frauen dieses pflanzliche Heilmittel besser, um unerwünschte Reaktionen auszuschließen. Für Hunde und Katzen gelten Pfingstrosen zudem als giftig.

Die intensiv duftenden Päonien weisen zarte, feminine Noten auf, wie sie in Parfums sehr beliebt sind. Gerüche lösen biochemische Reaktionen aus, das ist bekannt, und ein Pfingstrosen-Aroma soll das männliche Verlangen steigern. Der sanfte, blumige Geruch mit seinen Zitrusnoten findet sich in etlichen raffinierten Düften – unter anderem bei den führenden Parfümeuren: Chanel, Dior, Estée Lauder, Goutal. Die Schönheitsindustrie verwendet die Päonie in Produkten zur Reinigung und Befeuchtung der Haut, da sie wohltuend wirkt und auch zur Faltenglättung beiträgt.

Ein entscheidender Anteil am Zauber der Pfingstrose ist ihre Schönheit, denn zweifellos ist sie eine der attraktivsten Blumen fürs Haus oder den Garten. Obwohl ihre Blütezeit relativ kurz ist, können Gärtner bei sorgfältiger Planung verschiedene Sorten anpflanzen und so eine Blühfolge von April bis Juli garantieren. In ihrem Buch *Peonies. The Imperial Flower* schreibt Jane Fearnley-Whittingstall: „Gerade weil ihre Saison so flüchtig ist, lieben wir sie desto mehr. Die Spannung wächst schon mit dem Tauwetter im Frühjahr, wenn die ersten Triebe aus dem Boden brechen. Allmählich steigert sich die Vorfreude, bis sich endlich die erste Knospe öffnet, und sie wird umso intensiver empfunden, weil wir wissen, dass nur wenige Wochen bleiben, in denen wir uns an jeder aufblühenden Pflanze erfreuen können." Schätzen wir also die vergängliche Anmut der Pfingstrosen, solange es geht, denn sie sind wie Sternschnuppen, die flüchtig am Nachthimmel aufleuchten – etwas ganz Wunderbares.

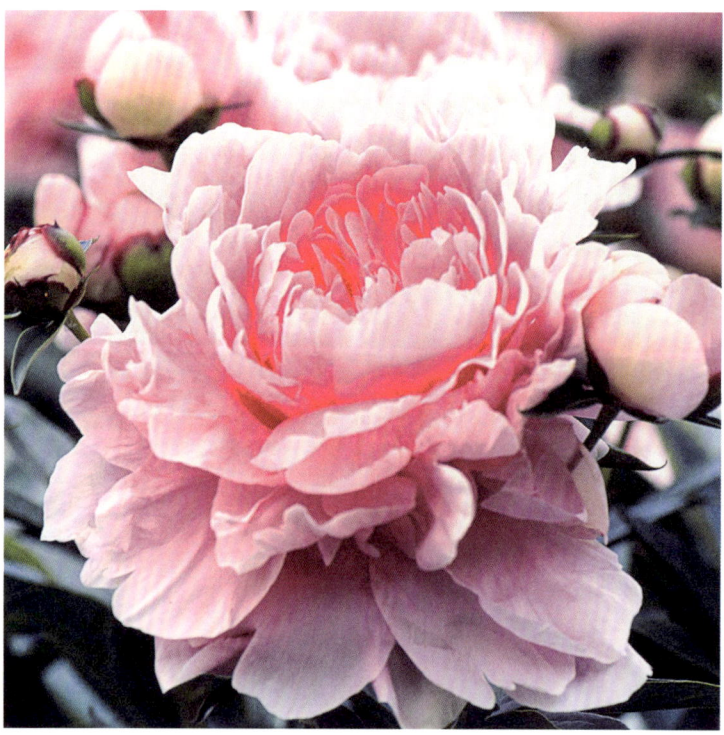

BOTANISCHE DETAILS

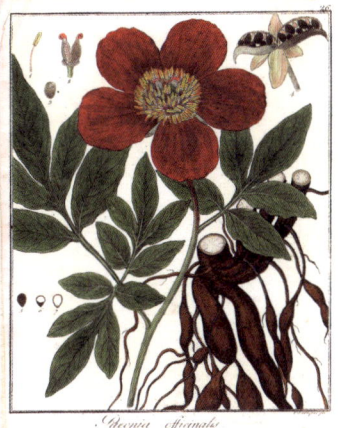

Paeonia officinalis

Die Pfingstrosen *(Paeonia)* sind eine Gattung in der Familie der *Paeoniaceae* und in Asien und Teilen Europas und Nordamerikas beheimatet. Man kennt zwischen 25 und 40 verschiedene Arten und mehr als 6.500 Kultursorten. Die meisten sind winterharte, krautige Stauden, die am Ende jeder Vegetationsperiode oberirdisch absterben, aber es gibt auch verholzende Sträucher, die „Baumpfingstrosen". Kreuzungen von beiden heißen „intersektionelle" oder „Itoh-Päonien". Die krautigen Exemplare wachsen eher langsam und erreichen etwa 80–90 cm, Baumpfingstrosen werden mit 1,5–2 m viel größer und haben wesentlich größere Blüten und Blätter.

Die schüsselförmigen Blüten sind einfach und offen oder prall gefüllt mit dicht gedrängten Blütenblättern; die Farben reichen von rosa bis lila, rot, gelb, cremefarben und reinweiß. Es gibt eine riesige Vielfalt an Päonien, und sie sind für die unterschiedlichsten Standorte geeignet. Manche riechen gar nicht, aber die meisten duften würzig-zitronig und erinnern an Rosen. Die Blätter sind ebenfalls attraktiv, sie beginnen grün und färben sich im Herbst violett-rot oder gold.

Die pflegeleichten Pfingstrosen bevorzugen die pralle Sonne und einen nährstoffreichen, feuchten, aber gut durchlässigen Boden. Bei richtigen Bedingungen ist *Paeonia* extrem langlebig. Es sind wunderbare Schnittblumen, und zum Hauptlieferanten für Floristen haben sich die Niederlande entwickelt, wobei ein Langzeitfavorit die milchweiße Sorte „Sarah Bernhardt" ist.

VEILCHEN

TREUE UND VERBUNDENHEIT

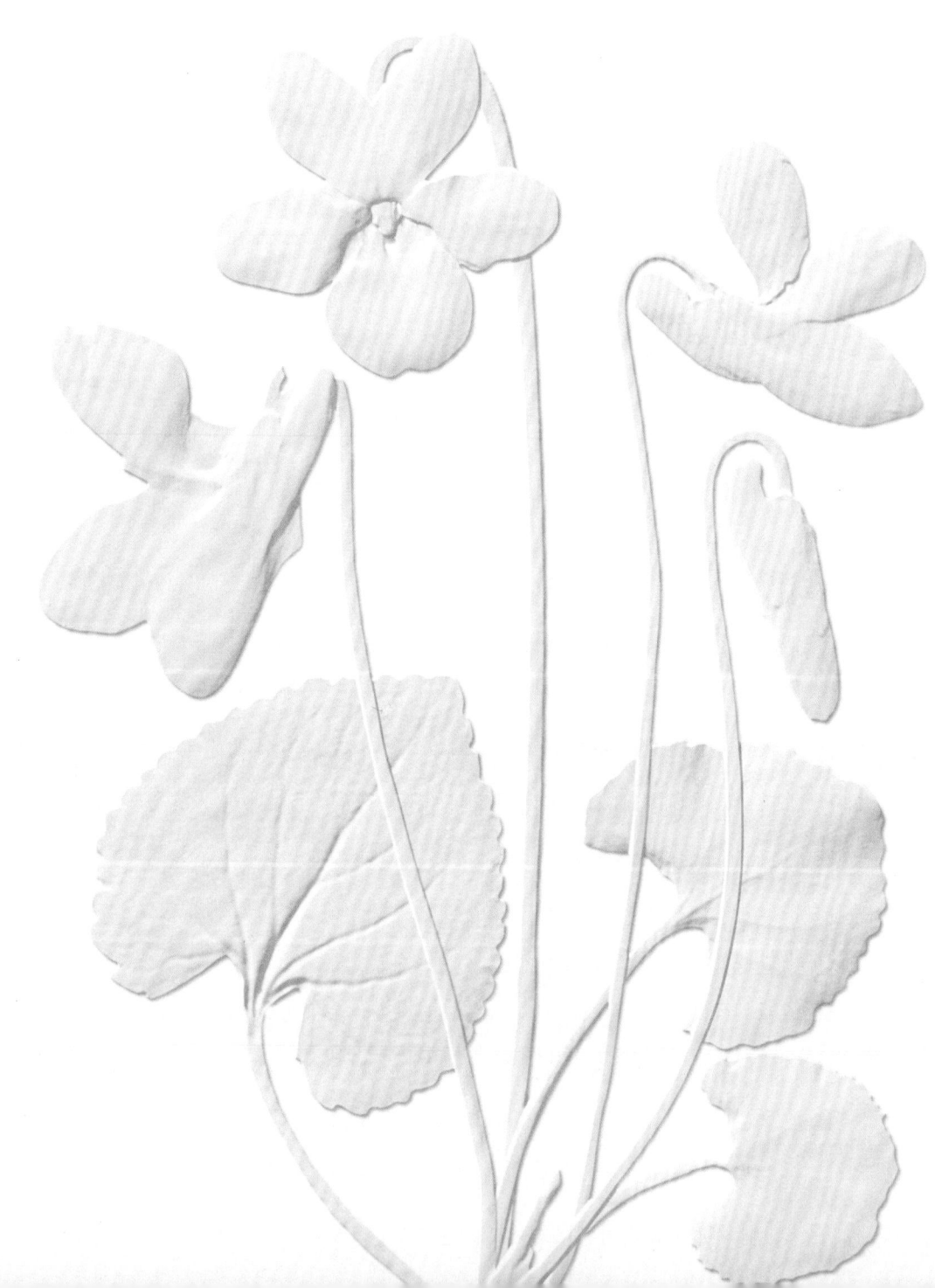

Viola odorata ist ein zartes Blümchen mit herzförmigen Blättern und winzigen, süß duftenden Blüten vom späten Winter bis ins Frühjahr. An Waldrändern wuchert das Duftveilchen gern wild, und als Gartenpflanze ist es schon lange beliebt. Angebaut wird es mindestens seit 500 v. Chr., schon die Griechen und Römer nutzten Veilchen für Heilzwecke, als Süßungsmittel, zur Weinherstellung *(vinum violatum)* und zur Dekoration. Wegen seines allerliebsten Aussehens stand das Veilchen bei den Viktorianern hoch im Kurs, für die es Treue und Verbundenheit verkörperte.

„Roses are red, violets are blue / sugar is sweet and so are you" geht ein beliebtes englisches Kinderlied, und in der Tat sind die meisten Veilchen blau bis violett, doch es gibt auch weiße und gelbe, wobei jede Farbe in der Blumensprache eine etwas andere Konnotation hat: Blaue Veilchen stehen für Liebe und Treue, violette bedeuten „Ich denke an dich", das weiße Veilchen ist Ausdruck von Unschuld und Keuschheit, ein gelbes hingegen offenbart Würde und Gutherzigkeit.

BEDEUTUNGEN UND SYMBOLIK

Viola odorata heißt bei uns „Duftveilchen" oder „Wohlriechendes Veilchen", manchmal auch „Märzveilchen". Es gilt als „Blume der Bescheidenheit", weil sich die Blüten so sittsam zwischen den dunkelgrünen Blättern verbergen. Der deutsche Name kommt vom lateinischen *viola*, das seinerseits auf den Namen einer griechischen Göttin zurückgeht. Das Beiwort *odorata* bezieht sich auf den starken Duft dieser Veilchenart. Die Wortherkunft der Farbe Violett von den lila Blüten ist seit dem späten 14. Jahrhundert verbürgt.

Zu den vielen symbolischen Bedeutungen des Veilchens gehören Bescheidenheit, Zurückhaltung, Unschuld, Tugend, Schüchternheit, Standhaftigkeit, Erinnerung, Demut, Zärtlichkeit, Rückbesinnung und beständige Liebe. Daneben ist das Veilchen Sinnbild für Loyalität und Beziehungstreue und wird seit jeher als Liebesbeweis verschenkt. Einem geliebten Menschen lila Veilchen zu schenken, zeigt Ergebenheit und dass man in Gedanken bei ihm oder ihr ist. Einem Freund signalisieren sie liebevolle Wertschätzung, ein Geschenk aus weißen Veilchen wiederum verheißt Reinheit, aber auch die Bereitschaft, in der Liebe etwas zu riskieren. Außerdem verkörpern Veilchen die Flüchtigkeit der körperlichen Schönheit und passen wunderbar zu jener Jahreszeit, bei der man als Erstes an Liebe denkt: zum Frühling.

Das „Veilchen, das im Verborgenen blüht" steht im Deutschen für einen Menschen, der bescheiden und zurückhaltend ist, dabei aber immer loyal zu einem steht. Die Redewendung spielt auf die unscheinbaren, gesenkten Blütenköpfchen dieser ausdauernden Pflanze an.

Das lila Veilchen war bis Anfang des 20. Jahrhunderts die Blume des Valentinstags, erst danach kam die rote Rose auf, mit ihrer Verbindung zu Leidenschaft und Liebe. Bischof Valentin von Terni, der im Römischen Reich verfolgten Christen half, stellte der Legende nach eine Tinte aus zerstoßenen Veilchen her, um Briefe an seine Anhänger zu schreiben, während er um 270 n. Chr. im Gefängnis saß. Kaiser Claudius Gothicus ließ den späteren Heiligen Valentin an einem 14. Februar hinrichten. Im Laufe der Zeit wurde dies der spezielle Tag im Jahr zum Austausch von Botschaften und Geschenken der Liebe, obwohl es zahlreiche Geschichten darüber gibt, wie der 14.2. seine romantische Assoziation bekam. Heute noch sieht man Veilchen als Verzierung von Grußkarten, Schmuck, Pralinen und anderen Liebesgaben zum Valentinstag.

Da der Duft von *Viola odorata* das sexuelle Verlangen wecken soll und Veilchen schon immer ein Symbol der Fruchtbarkeit waren, verwundert es

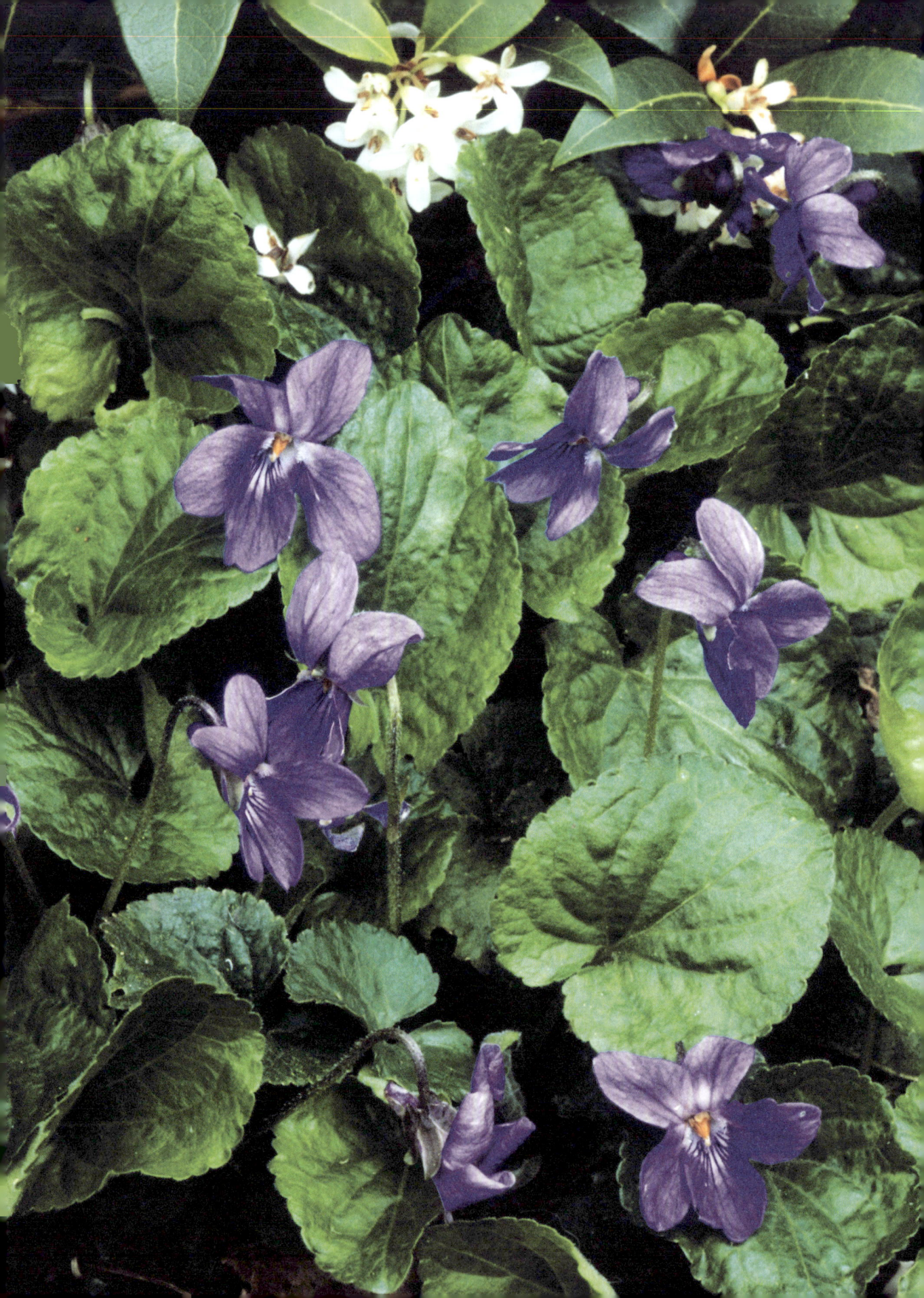

kaum, dass die Blume mit der mythologischen Göttin der Liebe, Leidenschaft und Fortpflanzung verbunden ist, die bei den Griechen als Aphrodite und im alten Rom als Venus bekannt war. Traditionell wurden Veilchen für Liebestränke verwendet, und auch die Kelten, denen das Veilchen als heilig galt, aßen die Blütenblätter als Aphrodisiakum und benutzten sie als Dekor bei Liebesritualen.

Wer sich in der Partnerschaft der Treue und Ergebenheit des anderen versichern will, sollte ihm oder ihr Veilchen schenken oder vor dem Haus anbauen. Wohl dank der sexuellen Assoziationen eignen sich Veilchen als Präsent zur Geburt eines Kindes, wobei man sie frisch oder getrocknet in „Glückskissen" verschenken kann.

Veilchen stehen seit altersher insbesondere für die Liebe unter Frauen. In einem Gedicht an eine Verflossene beschreibt die griechische Dichterin Sappho (ca. 630–570 v. Chr.) die Angebetete als mit Veilchen und Rosen bekränzt, anderswo spricht sie davon, dass ihre Geliebte „violette Diademe" trägt. Zu Ehren von Sappho verschenken lesbische Frauen noch 2500 Jahre später Veilchen als Liebesbeweis oder Zeichen ihres Verlangens.

Die romantischen Aspekte des Veilchens, seine Schönheit und sein Duft machen es zu einer beliebten Wahl für Hochzeitsschmuck, und seine filigrane Form eignet sich perfekt für Knopflöcher und Sträußchen. Zusammen mit der gelben Rose ist das Veilchen auch dem fünfzigsten Ehejubiläum gewidmet, das in vielen Ländern als Goldene Hochzeit gefeiert wird. Die helle Rose soll den inneren Glanz und die Schönheit einer langen Partnerschaft verkörpern, wohingegen das Veilchen von Tugend, Bescheidenheit und Treue zeugt.

Veilchen sind aber nicht nur Attribute von Liebe und Romantik. Manch einer sieht in seinem hängenden Köpfchen und der düsteren Farbe die Zeichen von Tod und Unglück. Veilchen sind daher eine geeignete Wahl, wenn man zum verfrühten Tod eines Menschen oder gar eines Kindes kondolieren möchte; die Assoziation mit Jugend und Unschuld ist besonders stark bei weißen Sorten. Bei den alten Griechen und Römern war es üblich, um die Gräber geliebter Menschen Veilchen zu streuen und Kindergräber vollständig mit ihnen zu bedecken, weil diese Blumen ewige Zuneigung ausdrücken und den Toten Frieden schenken sollten.

Im Christentum ist das Veilchen ein Sinnbild der Demut und wird oft mit der Jungfrau Maria in Verbindung gebracht. Als der Erzengel Gabriel Maria die Geburt Jesu verkündete, gingen dabei angeblich Veilchen auf. Die sakrale Kunst der Renaissance stellte Maria häufig mit violetten Blüten zum Zeichen ihrer Demut und Bescheidenheit dar, so etwa Leonardo da Vinci seine *Madonna mit der Blume (Madonna Benois)* und Giovanni Paolo die *Madonna mit dem Kind in einer Landschaft*. Auch zu Tod und Auferstehung gibt es eine Verknüpfung: Im Mittelalter glaubten manche, bis zum Tag von Jesu Kreuzigung sei das Veilchen aufrecht gewachsen, seither aber halte es aus Scham über die Hinrichtung des Herrn den Kopf gesenkt.

Veilchen tauchen nicht nur in der Kunst der Renaissance auf, sie werden ebenso in mehreren Stücken von William Shakespeare erwähnt. Im 4. Akt von *Hamlet* tritt Ophelia nach dem tragischen Ende ihres Vaters etwas verwirrt auf und trägt Blumen im Arm, darunter Veilchen. So bringt Shakespeare sehr geschickt deren Symbolik – Bescheidenheit, Treue und Tod – ins Spiel. Zu ihrem Bruder sagt Ophelia, sie habe keine Veilchen zu verschenken, denn „sie welkten alle, da mein Vater starb", womit sie auf dessen frühen Tod und

Veilchen werden stark mit Treue, Loyalität, Aufrichtigkeit und Hingebung assoziiert, sodass man damit einem geliebten Menschen auf reizvolle Weise vermitteln kann, wie viel er einem bedeutet und wie ehrlich die Zuneigung ist.

den Verrat am Hof anspielt; später wünscht Laertes am Grab der Schwester, es mögen „Veilchen aus Ophelias Körper sprießen". Schon im Altertum rühmte Aristophanes (ca. 446–386 v. Chr.) das „veilchengekrönte Athen", und die Beliebtheit der violetten Blume ließ sie zum Wahrzeichen dieser Stadt werden.

Napoleon Bonaparte (1769–1821) erwählte das Veilchen zum persönlichen Emblem, was ihm den Spitznamen *Caporal Violette* einbrachte. Bevor er im April 1814 Frankreich verließ, um nach Elba ins Exil zu gehen, soll Napoleon geschworen haben, zur nächsten Veilchenblüte sei er zurück. Die Franzosen zeigten ihre Treue, indem sie Sträuße aufhängten oder lila Gilets und Uhrbänder trugen. Bei seiner Rückkehr nach Paris warfen Napoleons Anhänger in den Tuilerien Veilchen in die Luft. Schon seiner ersten Frau, Kaiserin Joséphine, schenkte er sie zu jedem Hochzeitstag, und auch nach dem Ende der Ehe benutzte sie immer Parfum mit Veilchenduft. Als Joséphine 1814 starb, bedeckte Napoleon ihr Grab mit *violettes*, und nach der Niederlage bei Waterloo pflückte er ein paar davon, als er ihr Grab noch einmal besuchen durfte. Nach seinem Tod entdeckte man sie in dem Medaillon, das er immer um seinen Hals trug.

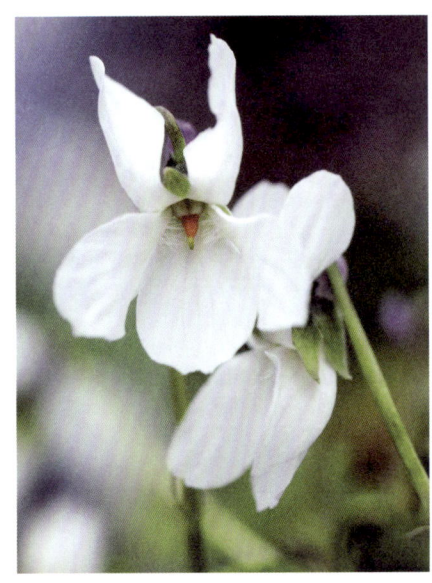

Sich ein Veilchenblatt eine Woche lang in den Schuh zu legen, mag dabei helfen, eine neue Liebe zu finden, und ein Amulett mit Veilchen begünstigt das amouröse Glück; Lavendel verstärkt diese Wirkung noch. Außerdem sollen Veilchen das Unterbewusstsein anregen und für mystische Erfahrungen öffnen, die Blätter wehren angeblich böse Zauber und Gedanken ab. Und Hexen brauchen Veilchen zum Zaubern für folgende Dinge: Glück, Schutz, Treue, Liebe, Begierde, Freundschaft, Freude und Vergnügen, Erkenntnis, Frieden und Heilung – vor allem von gebrochenen Herzen.

Bei der Magie von Veilchen geht es um Glück, und besonders viel Glück verheißen sie den Frauen. Wenn man die ersten Veilchen im Frühling pflückt und sich dabei etwas wünscht, soll es in Erfüllung gehen. Veilchen am Körper bringen Glück sowie prophetische Träume und halten böse Geister in Schach. Ein einzelnes Veilchen dagegen gilt als Unglücksbringer: gepflückt und ins Haus gebracht, ist es ein böses Omen.

Für guten Schlaf und schöne Träume können die getrockneten Blüten als Räuchermischung verwendet oder in Kissen eingenäht werden. Von Veilchen zu träumen wiederum heißt, dass Glück und Erfolg bevorstehen, während ein Traum, in dem man Veilchen pflückt, darauf hindeutet, dass man sich verliebt hat – in einen Menschen oder auch ein Projekt. Der Traum, Veilchen zu verschenken, sagt glückliche Beziehungen voraus.

Die positive Energie der Blumen unterstützt Meditierende dabei, einen höheren Grad an spirituellem Bewusstsein zu erlangen. Traditionell dienen Veilchen zum Beruhigen von Pferden, und ihr Duft soll helfen, sie anzuspornen. Veilchenzweiglein waren daher bei Reitern ein beliebter Knopflochschmuck, deshalb sieht man sie heute noch oft auf Pferdemessen.

Nach einem alten englischen Brauch ist das Veilchen die Blume des Februar und mit dem Geburtsstein dieses Monats, dem Amethyst, verbunden, der Liebe, Glück und Königswürde symbolisiert. Astrologisch wird das Veilchen dem Sternzeichen Stier zugeordnet und steht unter dem Schutz und Einfluss des Planeten Venus.

In der römischen Mythologie verlieh Venus auch dem Veilchen die blaue Farbe: Die Göttin der Liebe bat ihren Sohn Amor, zwischen ihr und einer Mädchenschar zu wählen, welche die Hübscheste sei. Amor erkor die Mädchen, und im Zorn prügelte Venus diese grün und blau, dann verwandelte sie sie in Veilchen. Eine andere Legende lautet, die ersten Veilchen seien dem Blut des Gottes Attis entsprungen, als er sich für die Göttermutter Kybele tötete.

Eine griechische Sage erzählt, wie Zeus sich in die schöne Nymphe Io verliebte und sie in eine weiße Kuh verwandelte, um sie vor seiner eifersüchtigen Frau Hera zu schützen. Io weinte, weil sie so hartes Gras fressen musste, und so verzauberte Zeus ihre Tränen in eine süß duftende Blume und gab ihr den Namen *ione*, die griechische Form des lateinischen *viola*. Eine andere hellenische Überlieferung erzählt von der Göttin Diana, die eine sittsame Nymphe vor den Annäherungsversuchen ihres Zwillingsbruders Apoll beschützt, indem sie sie in ein Veilchen verwandelt.

PRAKTISCHE ANWENDUNGEN

Veilchen finden seit langem Verwendung in der Kräuterheilkunde. Im alten Rom sollten Veilchenkränze verkaterten Zechern gegen Kopfweh helfen und beim Baden die Haut nähren und beruhigen. Der römische Naturforscher Plinius der Ältere (ca. 23–79 n. Chr.) dokumentierte die medizinischen Eigenschaften des Veilchens und empfahl in Fällen von Gicht und Milzbeschwerden eine Einreibung aus Veilchenwurzeln und Essig. Auch glaubte er, das Tragen von Veilchen auf dem Kopf könne bei Migräne und Schwindel wirken und den Kater lindern. Mit heißem Wasser aufgegossene Veilchen sollten sogar gebrochene Herzen erlösen. Die Griechen hielten sie für geeignet, um Choleriker zu beschwichtigen, Schlaf und Trost zu bringen sowie das Herz und den Kopf zu heilen und zu stärken.

Veilchen wurden daneben zur Behandlung von Depressionen und Ängsten, verschiedenen Atemwegserkrankungen und Darmentzündungen angewendet. Ein Sirup oder Tee aus den Blättern und Blüten ist mild schleimlösend und bessert Husten und Erkältungen. Mit Umschlägen oder Salben lassen sich Hauterkrankungen wie Wundsein und rissige Haut kurieren. Veilchen sind außerdem in Tinkturen gegen Mundinfektionen enthalten.

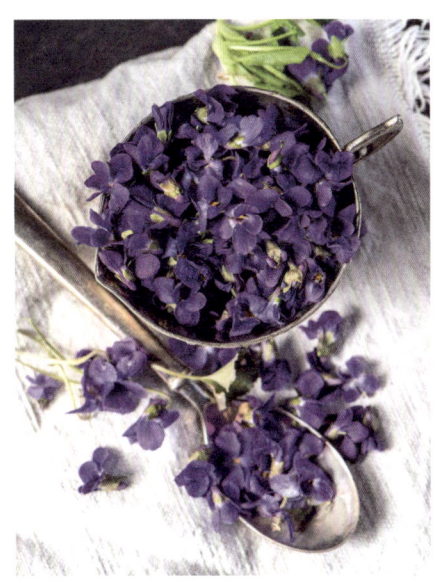

Der Botaniker Henry Lyte schreibt in seinem 1578 veröffentlichten *A Niewe Herball*, ein Sirup aus Veilchen lindere Fieber sowie Leber-, Lungen- und Brustfellentzündungen. Mit seiner schleimlösenden Wirkung helfe er bei Halsschmerzen, Bronchitis und Keuchhusten. Lyte beschreibt außerdem, wie sich Veilchen, mit Öl zerstoßen und zu einer Paste verarbeitet, zur Behandlung von Kopfweh und Fieber, als Schlafmittel und zur Vorbeugung gegen „Tumpfheyt oder scheche des Gemüthes" verwenden lassen. Ferner schlägt er vor, im Falle von Skorpionstichen einen Trank aus Veilchensamen mit Wein oder Wasser einzunehmen.

Auch der Botaniker John Gerard (1545–1612) empfahl Veilchen bei Entzündungen: „Aus Veilchen bereitet man eine höchst angenehme und heilsame Speise. Zuvörderst tröstet sie das Herz und andere innere Theile." Andere namhafte Kräuterkundler wussten ebenfalls um die Kraft der Veilchen: Shakespeares Schwiegersohn, der Arzt John Hall (1575–1635), vermerkte die „gelinde abführenden" Eigenschaften von Veilchensirup, Nicholas Culpeper (1616–1654) nutzte die entzündungshemmenden Eigenschaften zur Heilung von Hämorrhoiden, und William Salmon und John Pechey, die um 1700 herum praktizierten, verordneten Veilchen bei Katarrh, Fieber, Kopfschmerzen und Rippenfellentzündung.

Das Veilchen ist eines der wenigen Gewächse, die Salicylsäure beinhalten, den Wirkstoff von Aspirin. Deshalb werden Veilchen von manchen Menschen medikamentös zur Linderung von Entzündungen und Schmerzen verwendet. Die Pflanze ist reich an den Vitaminen C und A, die vor allem in den Blütenblättern und Stängeln konzentriert sind. Eine kühlende und befeuchtende Reaktion entfalten Veilchen in entzündungshemmenden Kompressen, Umschlägen oder öligen Salben, um Schürfwunden, Insektenstiche, Ekzeme und Krampfadern zu behandeln. Die Blätter weisen antiseptische Eigenschaften auf und werden oft in Salben, manchmal auch in Pflastern verwendet.

Als Homöopathikum sagt man *V. odorata* eine spezifische Wirkung auf das Ohr nach, die besonders bei dunkelhaarigen Menschen zum Tragen kommen soll. Außerdem wird es bei Schwindel, Migräne, Nervosität, Atemwegsbeschwerden, bestimmten Arten von Rheuma, Bienenstichen und Schlangenbissen verabreicht. Auch in der Kinderheilkunde findet es Anwendung als Desinfektionsmittel und beim Bekämpfen von Parasiten.

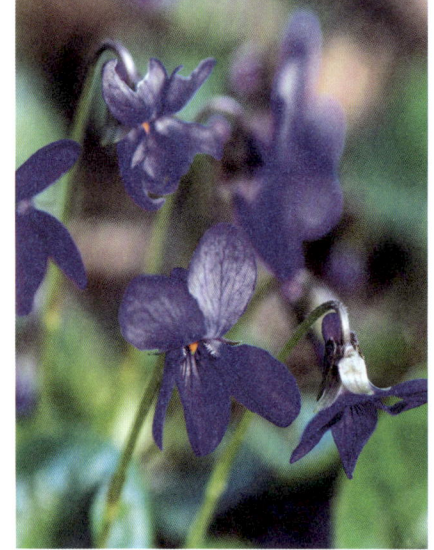

Damit nicht genug: *V. odorata* ist sogar essbar. Die Blüten können in Salaten, als Füllung für Hühnchen oder Fisch und als Aufguss zubereitet werden. Die jungen Blätter sind roh wie gekocht genießbar, schmecken aber eher uninteressant. Sie enthalten allerdings lösliche Ballast- und Schleimstoffe, sind also nützlich zur Senkung des Cholesterinspiegels und zur Regeneration der Darmflora. Das süße Aroma des Duftveilchens macht sich besonders gut in Pralinen, Milchpudding und Eiscreme. Kristallisiert (durch Eintauchen in Eiweiß und sodann in Zucker) ergeben die Blüten aparte Dekorationen für Kuchen und Kekse. Veilchensirup ist in Frankreich sehr beliebt, und aus Toulouse kommen die berühmten kandierten Veilchen. Die Stadt ist stolz darauf, das Blümchen als Wahrzeichen zu haben. Seit 1993 veranstaltet Toulouse die *Fête de la Violette*, bei der sich zahlreiche Delikatessen und Getränke mit Veilchengeschmack verkosten lassen. Zu beachten ist, dass zwar alle Teile von *V. odorata* essbar sind, der Verzehr in großen Mengen jedoch zu Übelkeit und Erbrechen führen kann.

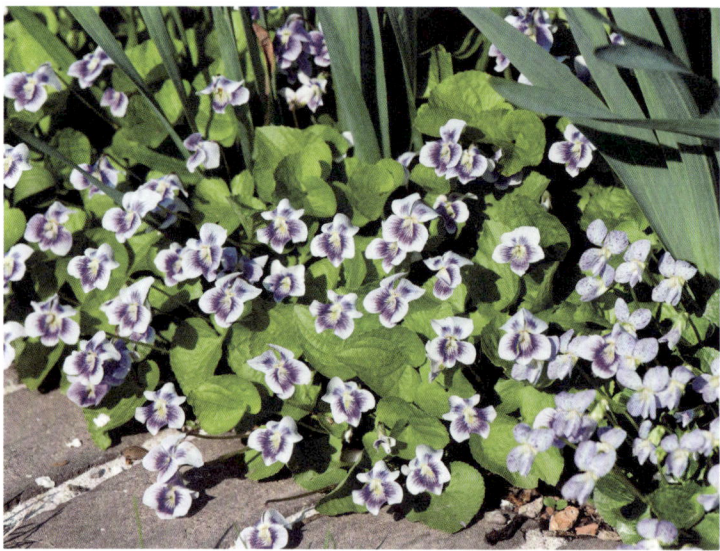

Veilchen werden seit der griechischen Antike als Wohlgeruch und Duftstoff für Kosmetikprodukte verwendet. Eine Redensart besagt, Veilchen riecht man nur einmal, und obwohl das nicht ganz korrekt ist, gibt es einen wissenschaftlichen Hintergrund: Die Blüten enthalten eine Substanz namens Ionon, die die Geruchsrezeptoren zeitweilig ausschaltet, sodass der Duft plötzlich verschwindet, wenn man Veilchen beschnuppert. Der als süß oder „kokett" beschriebene Duft dient seit Jahrhunderten zur Parfumerzeugung und wird Cremen, Ölen, Lotionen und sogar Atemerfrischern zugesetzt. Im Mittelalter streute man die Blüten im Haus aus, da ihr starkes, süßes Aroma unangenehme Gerüche relativ effektiv überdeckte.

Aber nicht nur wegen seines Dufts ist das Veilchen bei den Menschen so beliebt. Zunächst mögen die scheinbar paradoxen Symbolbedeutungen in der Blumensprache verwundern, und die Paarung von Glück und Sexualität ist ja kaum überraschend, doch werden sie nicht oft neben Zurückhaltung, Schüchternheit und Unschuld genannt. Die Kombination von Aussehen, Geschmack und Duft mit der dem Veilchen eigenen Zartheit ergibt vielleicht die perfekte Blume, um eine Liebe zu zeigen, die so aufrichtig wie leidenschaftlich, aber auch maßvoll und bescheiden ist. Denn seien wir ehrlich: In Liebesdingen ist es nicht unbedingt verkehrt, sich Zeit zu lassen und ein gewisses Maß an Beherrschung und Geduld an den Tag zu legen.

BOTANISCHE DETAILS

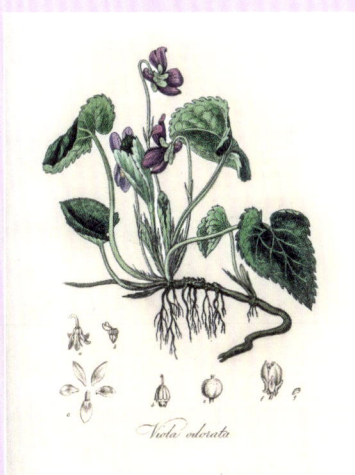

Viola odorata

Die in Europa und Asien heimische *Viola odorata* ist eine von rund 600 Arten der Familie der Veilchengewächse *(Violaceae)*, die fast alle in der gemäßigten Zone der nördlichen Hemisphäre vorkommen. Fossile Funde deuten auf einen Ursprung der Veilchen in Südamerika, vermutlich in den Anden. Die winterharte, krautige Staude wird etwa 10–15 cm hoch und ist fast identisch mit dem Hainveilchen *(V. riviniana)* – der Unterschied ist ihr unverkennbarer Duft. Die Mehrzahl der Violen sind Stauden, andere sind einjährig, und einige wenige wachsen buschig. Unter Veilchen sind hier die kleinblütigen ein- oder mehrjährigen Pflanzen gemeint, ob wild oder kultiviert; diese sind nicht zu verwechseln mit den eng verwandten Stiefmütterchen, den großblütigen, mehrfarbigen Züchtungen, die gern in Beetanlagen verwendet werden. Das Usambaraveilchen gehört trotz seines Namens nicht zur Familie der *Violaceae.*

Alle Veilchenarten haben fünf Blütenblätter, von denen vier eine aufwärts gerichtete Fächerform bilden, zwei in der Mitte und eines an jeder Seite, während das fünfte, oft kleinere, aber breitere nach unten zeigt. Ihre ersten zierlichen Köpfchen markieren den Frühlingsanfang. Die halbimmergrünen Blätter sind herzförmig mit einem leichten Flaum, besonders an der Unterseite. Nach der Blüte tragen Veilchen Früchte in drei länglichen Kapseln, die sich öffnen und für sich genommen wunderschön aussehen. Veilchenarten gedeihen an vielen Standorten und sind relativ leicht zu kultivieren. Am besten wachsen sie in fruchtbarem, feuchtem Boden im Schatten bis Halbschatten in kühlerem Klima, mit Hitze und hoher Luftfeuchtigkeit kommen sie nicht gut zurecht. Man kann sie aus Samen oder Wurzelstecklingen ziehen, und wenn es ihnen gut geht, breiten sie sich bereitwillig im Garten aus.

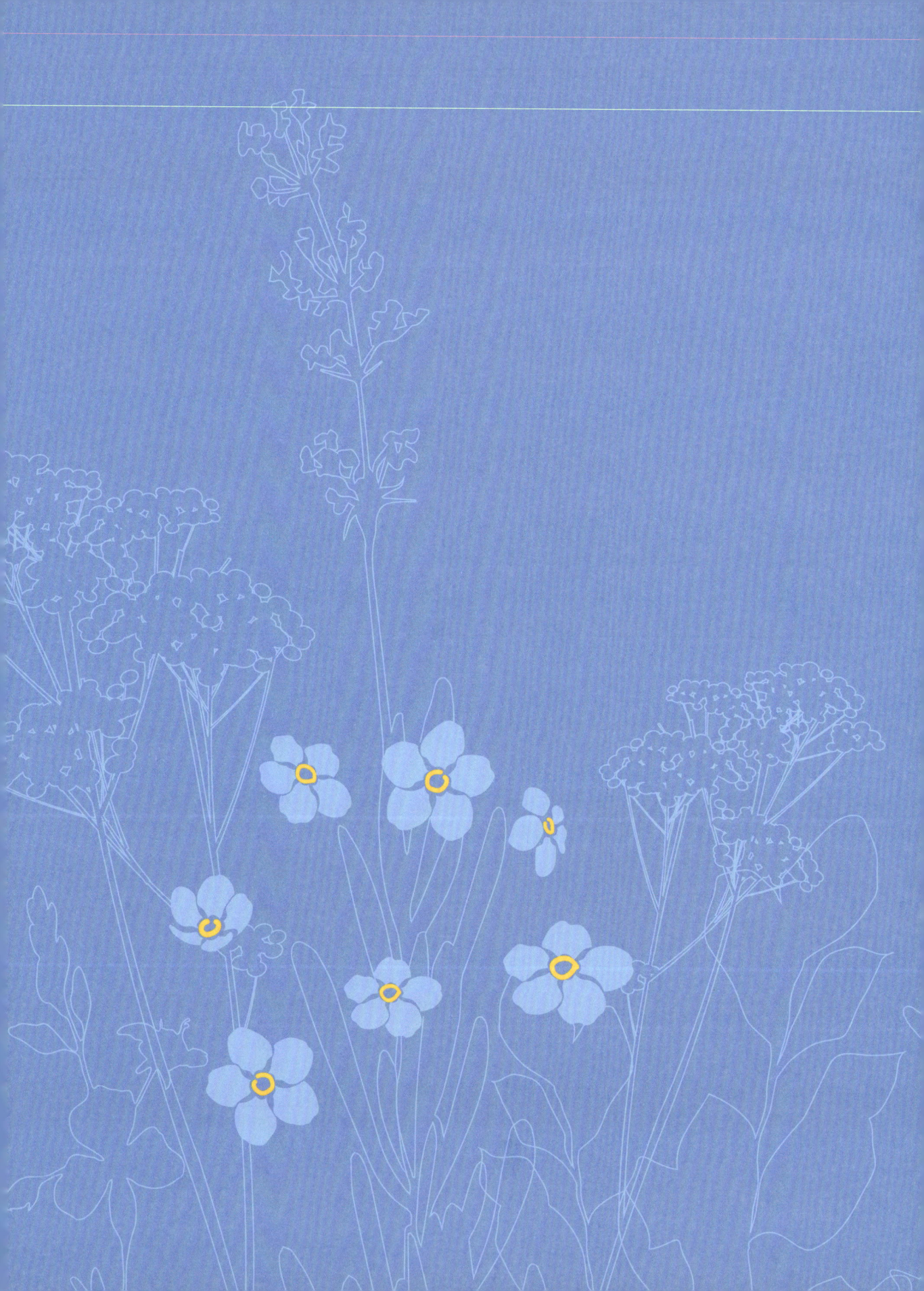

VERGISSMEINNICHT

DENK AN MICH

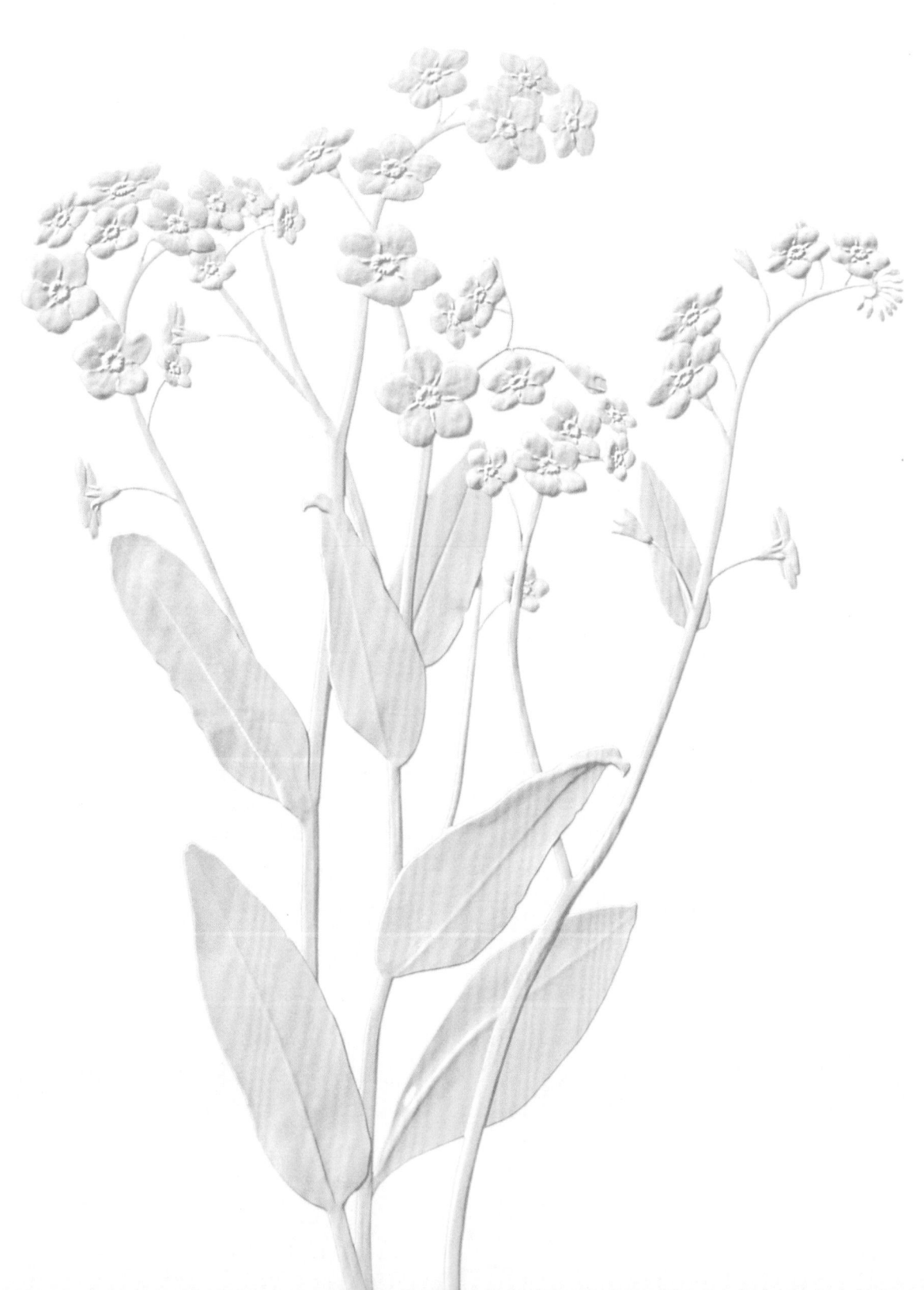

Das Vergissmeinnicht ist eine entzückende kleine Blume, deren Symbolkraft bis ins Mittelalter zurückreicht. Anzutreffen ist sie vornehmlich auf der Nordhalbkugel, besonders im mediterranen Raum, daneben in Südamerika, Südafrika und Australien. Die häufigste Form des Vergissmeinnichts hat himmelblaue Blüten mit einem kleinen gelben „Auge" in der Mitte. Doch es gibt auch weiße, rosafarbene oder violette Arten, und einige tragen sogar blaue und rosa Blüten zugleich.

Mit der wörtlichen Bedeutung seines Namens steht das Vergissmeinnicht für tiefe Liebe, Treue und Beständigkeit. In der Blumensprache signalisiert es: „Denk an mich."

BEDEUTUNGEN UND SYMBOLIK

Der wissenschaftliche Name des Vergissmeinnichts, *Myosotis*, stammt von den altgriechischen Wörtern *mŷs* („Maus") und *otis* („Ohr"), ein Hinweis auf Form, Größe und Textur seiner weichen Blätter. Neben dem romantischen deutschen Namen hieß es früher auch „Männertreu", was eher auf die vergänglichen und unbeständigen Blüten anspielte. Heute bezeichnet man damit aber die Lobelie. Ein weiterer Volksname ist „Froschauge".

Der Ursprung des Namens „Vergissmeinnicht" geht auf verschiedene Volkssagen zurück. Die berühmteste ist eine mittelalterliche Legende, in der ein Ritter mit seiner wahren Liebe am Ufer der Donau spazieren ging, als die junge Frau am jenseitigen Ufer einige blaue Blümchen erspähte. Ihr Kavalier sprang in den Fluss, um sie ihr zu holen, doch als er mit dem Strauß in der Hand zurückschwamm, schwanden seine Kräfte, und die Donau riss ihn mit. Im Ertrinken warf er der Geliebten die Blumen zu und rief flehentlich: „Vergiss mein(er) nicht!"

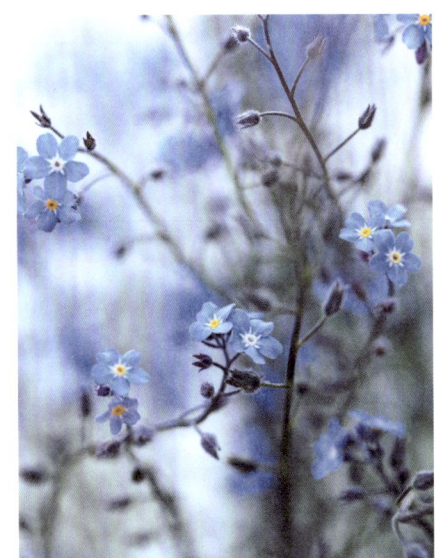

In vielen Sprachen ist das Vergissmeinnicht unter ganz ähnlichen Namen bekannt: auf Englisch heißt es *forget-me-not*, auf Spanisch *nomeolvides*, auf Italienisch *nontiscordardimé*, im Polnischen ist es die *niezapominajka*, und sogar das chinesische *wùwàngwŏ* bedeutet „denk an mich". Die Franzosen kennen es als *ne-m'oubliez-pas* oder auch *plus je vous vois, plus je vous aime* („Je mehr ich Euch sehe, desto mehr liebe ich Euch").

Nach einer christlichen Erzählung gab Gott beim Erschaffen der Erde jeder Pflanze ihren Namen und beschwor sie, ihn nicht zu vergessen. Eine aber hatte er übergangen, die rief: „Und wie werde ich denn heißen, o Herr?" Als Gott seine Vergesslichkeit erkannte, antwortete er: „Da ich dich einmal vergessen habe, und damit ich immer daran denke, soll dein Name Vergissmeinnicht sein." Nach einer anderen Legende wünschte sich das Jesuskind auf dem Schoß seiner Mutter, alle künftigen Generationen mögen die Schönheit ihrer blauen Augen sehen können. Als er Marias Gesicht berührte, erschienen blaue Vergissmeinnicht – und im Englischen nennt man die Blume auch *blue eyes of Mary*.

Um sie ranken sich zahlreiche Aberglauben und Mythen. Manch einer meint, das Tragen eines ihrer Zweiglein schütze vor Hexen. Dem Volksmund zufolge kann der Vergissmeinnichtsaft Stahl so härten, dass die Klinge Stein durchschneidet. Und es heißt, nach der Schlacht von Waterloo seien Vergissmeinnicht in großer Zahl am Ort des Geschehens gesprossen, weil der Boden vom Blut der Soldaten durchtränkt war.

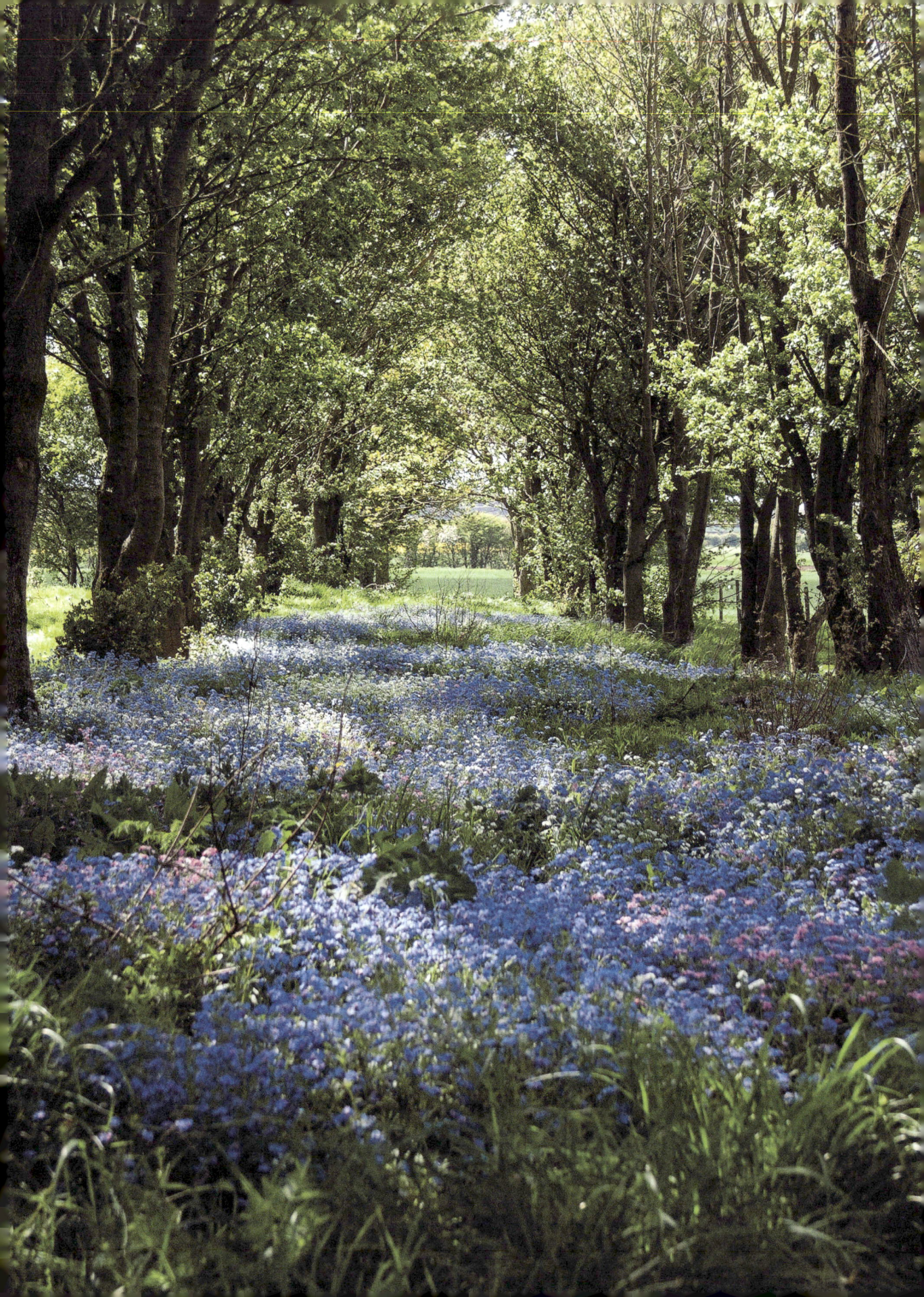

Im mittelalterlichen Deutschland trugen Liebende Vergissmeinnichtblüten als Symbol ihrer Treue, besonders wenn sie getrennt waren. Heute gehören Vergissmeinnicht in den Brautstrauß, um „etwas Blaues" beizusteuern, und wegen ihrer Kleinheit werden sie gern als Ansteckblümchen und in Knopflöchern verwendet. Mit ihnen können wir den geliebten Menschen im Herzen tragen – oder sie ihm schenken, damit er an uns denkt. Ein Vergissmeinnicht dient als Gedächtnisstütze, damit wir uns Zeit nehmen für die, die uns nahe sind, um miteinander gemeinsame Erinnerungen zu schaffen.

Vergissmeinnicht deuten gemeinsame Geheimnisse an, und Blau wird oft mit Erotik in Verbindung gebracht. Es zu Beginn einer verbotenen Affäre zu verschenken, wäre ein diskreter Weg, den Wunsch nach Vertraulichkeit auszudrücken: Was im Bett passiert, sollte dort auch bleiben. Zwar sind Leidenschaft und Romantik wichtige Sinngehalte, doch stehen Vergissmeinnicht ebenso für tiefe Freundschaft und die Familienliebe, sogar für die Liebe zu sich selbst, wobei das Vergissmeinnicht all jenen, die sich verloren in der Welt fühlen, zu mehr Erdung und Gelassenheit verhilft.

Darüber hinaus vermitteln Vergissmeinnicht, dass wahre Liebe über Zeit und Raum hinausgeht und trotz physischer Trennung und sogar nach dem Tod fortdauert. Sie geben ein einfühlsames Zeichen bei einer Beerdigung, wo sie die Erinnerung an einen geliebten Menschen bezeugen. Pflanzt man Vergissmeinnicht auf einem Grab, werden die Blumen nicht vergehen, so die Legende, solange man selbst am Leben ist.

Kein Wunder, dass das Vergissmeinnicht schon lange ein Sinnbild des Erinnerns ist. Für die Freimaurer steht es für Zähigkeit, Widerstand und Kameradschaft und gemahnt an die von den Nazis verfolgten oder getöteten Brüder. Im Ersten Weltkrieg wurden Vergissmeinnicht zu Zeichen des Gedenkens an die Gefallenen, und in Armenien erinnert die Blume an die Opfer der Verfolgung von 1915/16.

Daneben ist das Vergissmeinnicht das Wahrzeichen für den Internationalen Tag der vermissten Kinder, und viele Alzheimer-Gesellschaften nutzen es als Symbol für Gedächtnisschwund, um so auf die Krankheit aufmerksam zu machen.

SYMBOLISCHE VERWENDUNGEN

Traditionell war das Vergissmeinnicht ein Ziermotiv für Stoffe, Tapeten und Porzellan, und es taucht häufig in Gemälden über die Liebe auf. Es findet sich auch als bevorzugte Dekoration in mittelalterlichen Manuskripten und wurde immer wieder für Zierrat verwendet.

Beliebte Geschenke für romantisch veranlagte Menschen waren im 15. und 16. Jahrhundert Poesieringe mit Inschriften und Symbolen, zum Beispiel einem auf der Innenseite des Reifs versteckten Vergissmeinnicht, als Zeichen der Liebe und Erinnerung. Im 17. und 18. Jahrhundert eignete sich die schlichte Form und die bedeutungsschwere Botschaft des Vergissmeinnichts perfekt für die sogenannten „Haararbeiten" – damals war es Mode, Menschenhaar in Geschmeide einzuflechten.

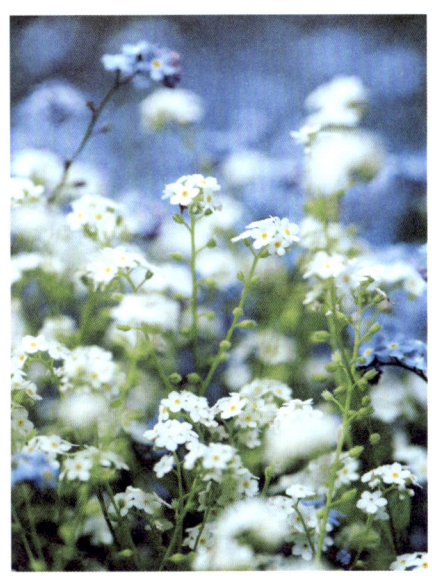

Wie der Name schon sagt, eignen sich Vergissmeinnicht gut zur Beileidsbekundung. Man kann sie nicht nur als Pflanzen oder Schnittblumen verschenken, sondern auch als Samen, um sie in Gärten oder auf Friedhöfen auszusäen und so die Erinnerung an jemanden lebendig zu halten.

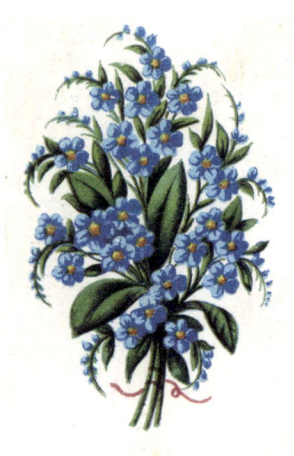

De la part d'une Amie.

Im 19. Jahrhundert war das Vergissmeinnicht ein begehrtes Motiv für Schmuck und Andenken. Das viktorianische England kannte beim Trauern eine strenge Etikette, und das markante blaue Blümchen verlieh der Kleidung und den Accessoires bei Begräbnissen eine zusätzliche Aussage. Die prüden Viktorianer hätten es kaum gutgeheißen, aber heutzutage steht das Vergissmeinnicht sogar bei Tätowierern für wahre Liebe und Hoffnung und wird als populäres Motiv auf Knöcheln, Handgelenken, Füßen oder Schultern gestochen.

PRAKTISCHE VERWENDUNGEN

Die Blüten der zierlichen *Myosotis sylvatica* sind essbar und eignen sich als dekorative Garnitur für Salate und Beilagen. Man kann sie sogar kandieren und zum Verzieren von Torten verwenden. Allerdings enthält diese botanische Familie hepatotoxische Pyrrolizidinalkaloide, die eventuell Leberschäden und Krebs auslösen, daher ist vom Verzehr großer Mengen abzuraten, insbesondere Schwangeren und stillenden Müttern.

Obwohl es keine wissenschaftlichen Studien zur Effektivität des Vergissmeinnichts in der klassischen oder der Kräutermedizin gibt, wirkt die gesamte Pflanze adstringierend und wird traditionell in Naturheilmitteln z.B. gegen Bindehautentzündung eingesetzt. Frisch oder als getrocknetes Pulver aufgetragen, hilft es beim Stillen von Blutungen.

In seinem berühmten *De Materia Medica* (verfasst 50–70 n. Chr.) schlug der griechische Pharmakologe Dioskurides vor, Skorpion- und Schlangenbisse mit Vergissmeinnicht zu behandeln, das auf Englisch auch *scorpion grass* heißt. Der Botaniker John Gerard in seinem illustrierten *Herball* (1597): „Dioskurides schreibt, die auf die Stelle aufgetragenen Blätter des Scorpiongrases seyen heilsam wider die Stiche des Scorpions, und ebenso in Wein gekocht und getrunken curieren sie besagte Bisse, gleichwohl solche von Ottern, Schlangen und derley giftigem Gethier; in einer Salbe mit Öl, Wachs und ein wenig *Elemi*-Harz zubereitet, auch nützlich gegen all jene Verletzungen, die einer Arzney bedürfen."

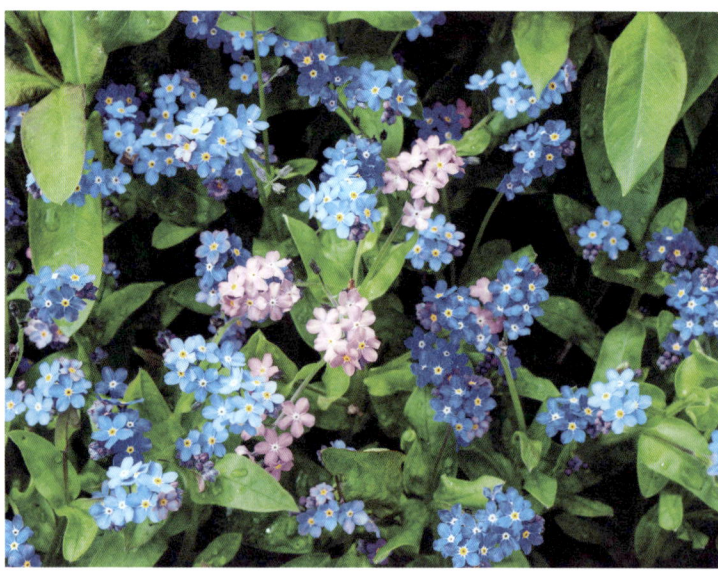

Die Essenz der Blüte galt als hilfreich beim Verarbeiten der Trauer um geliebte Menschen, besonders wenn man dabei ungelöste Gefühle des Verlassenseins empfindet. So soll sie Trost spenden, indem sie uns das unsterbliche Wesen der Liebe anerkennen lehrt.

Obwohl es kaum duftet, sind etliche Parfums nach dem Vergissmeinnicht benannt und führen es als Inhaltsstoff an – die Hersteller wollen wohl romantische Assoziationen mit seinem unwiderstehlichen Charme wecken: In jedem neuen Frühling entfaltet es seinen zauberhaften Schleier aus intensiv blauen Blüten und ist gerade zu Jahresbeginn, wenn sonst wenig Farbenfrohes sprießt, ein wunderschöner Anblick. Und die Symbolik des Vergissmeinnichts hat Bestand, genau wie die zeitlose Liebe und Beständigkeit, die es vermittelt.

Es heißt oft, was man tut, ist wichtiger als was man sagt, und ein Sträußchen dieser bezaubernden Blumen zu verschenken, ist eine so aufmerksame Geste, dass sie bestimmt ein Herz gewinnt. Poetischer formulierte es der Baptistenprediger Charles Spurgeon (1834–1892): „Ein guter Charakter ist der beste Grabstein. Wer dich geliebt hat und wem du geholfen hast, wird sich an dich erinnern, selbst wenn die Vergissmeinnicht verwelkt sind. Daher ritze deinen Namen in die Herzen, nicht in Marmor."

BOTANISCHE DETAILS

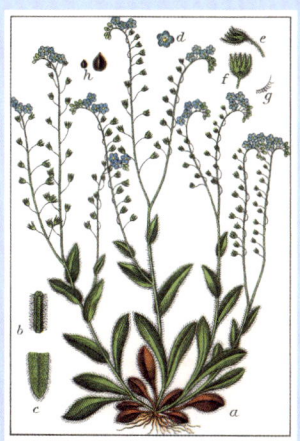

Man schätzt, dass es etwa 50 Arten von Vergissmeinnicht oder *Myosotis* gibt, das zur Familie der Raublattgewächse gehört wie auch Borretsch, Beinwell und Lungenkraut. Von den vielen Gartensorten wird *Myosotis sylvatica*, das Waldvergissmeinnicht, wohl am liebsten angebaut.

Die im Frühling bis Frühsommer blühende, krautige ein- oder mehrjährige Pflanze bildet einen etwa 20 cm großen Schwall blauer Blüten aus und hat ovale, graugrüne Blätter. Die Samen bilden sich in kleinen Schoten entlang des Stängels und haften leicht an Tierfell oder Kleidung, so dass sich die Vergissmeinnicht problemlos üppig ausbreiten, allerdings sind sie leicht zu entwurzeln. Das Waldvergissmeinnicht ist kurzlebig, aber die Samen können bis zu 30 Jahre ruhen, bevor sie keimen, sodass man es in der Regel nicht nachpflanzen muss, wenn es sich einmal im Garten etabliert hat. Am besten gedeiht es in mäßig fruchtbarem, feuchtem, aber lockerem Boden in der Sonne oder im Halbschatten, es ist jedoch recht anpassungsfähig und wächst an den meisten Orten.

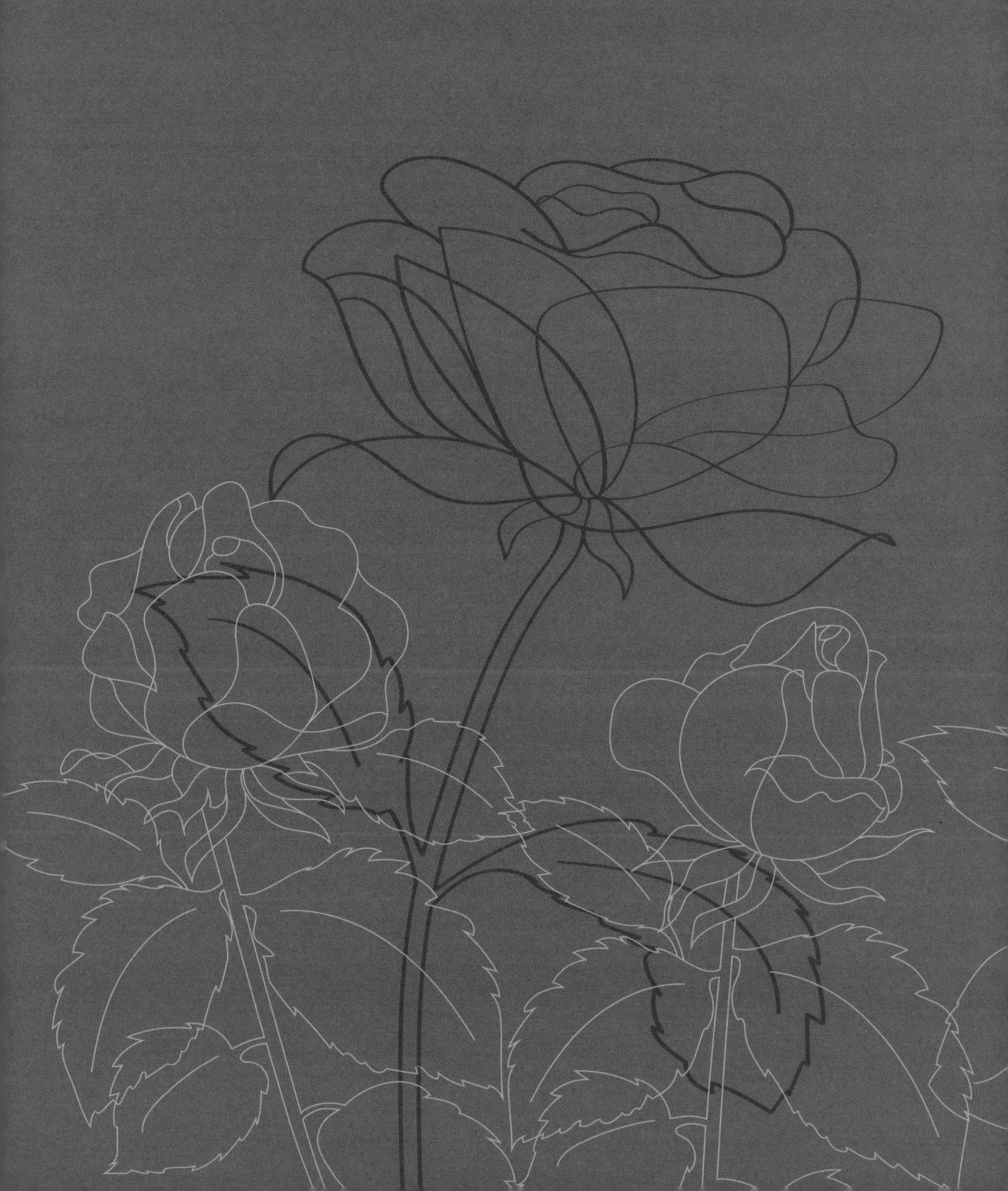

ROSE

SIE SPRICHT VON LIEBE

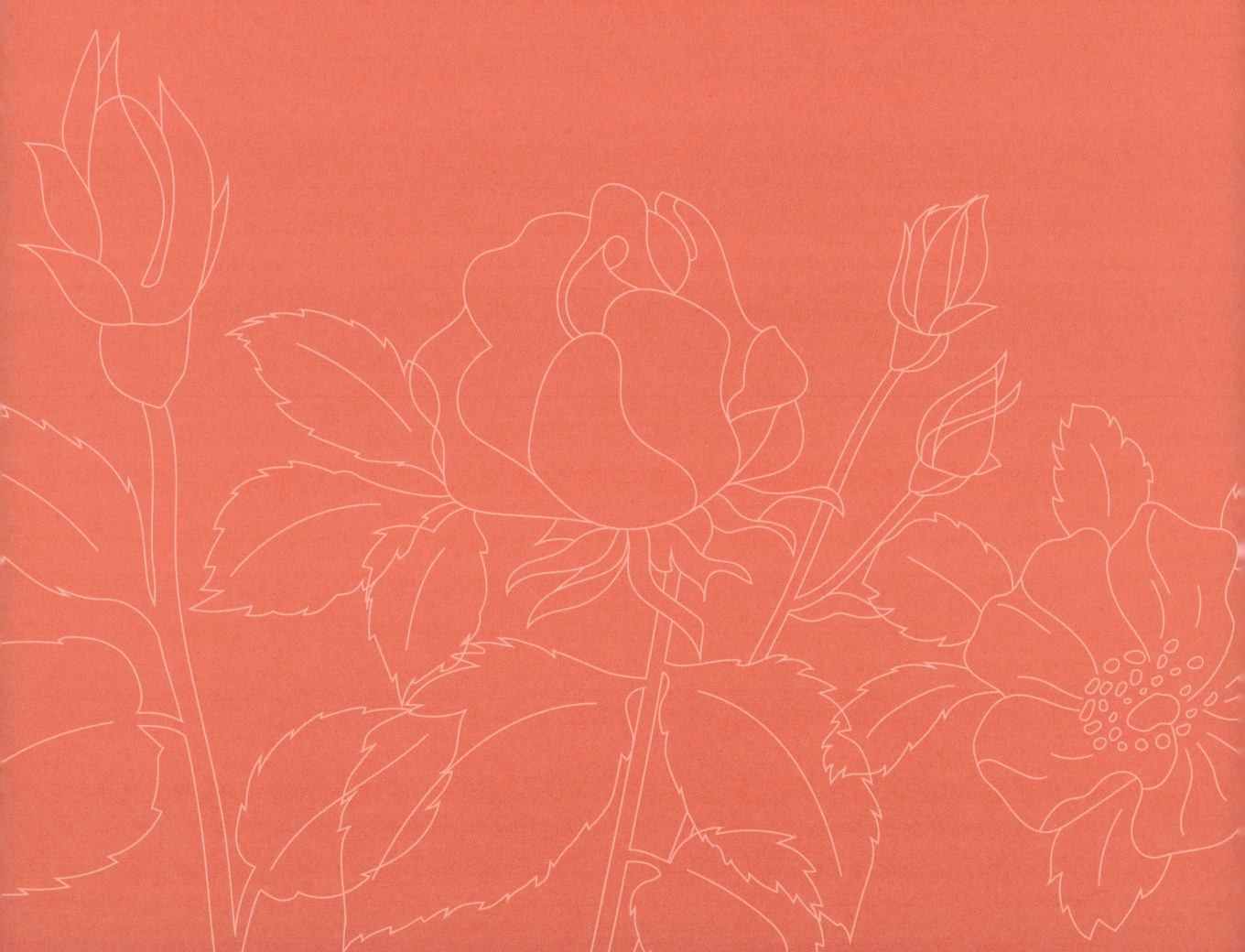

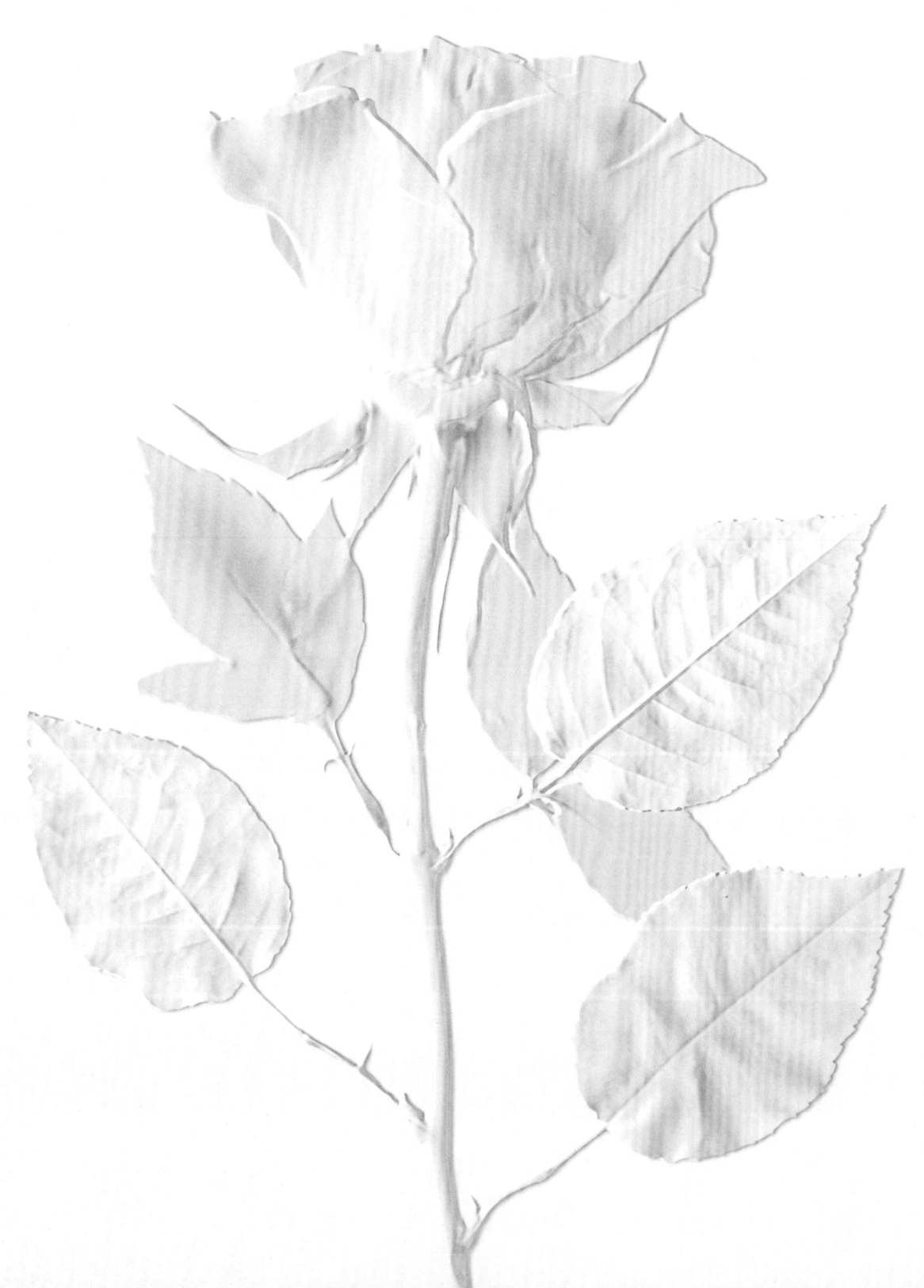

Die Rose gilt weithin als edelste aller Blumen und ist seit Jahrhunderten ein Symbol für die Liebe in ihren vielfältigen Formen. Fossilienfunde im US-Bundesstaat Colorado haben gezeigt, dass Wildrosen etwa 35 Millionen Jahre alt sein dürften. Doch nicht nur ihre lange Geschichte lässt sie so hoch im Kurs stehen, die schiere Schönheit ihrer Blüten und ihr betörender Duft lösen bis heute Begeisterung und Entzücken aus. In ihrem vielbeachteten Buch *Le Langage des Fleurs* (1819) schreibt Charlotte de Latour: „Mit Fug und Recht darf man von dieser Blume sagen, dass die Natur sich wahrlich verausgabt hat, sie mit einem Höchstmaß an Schönheit, Form, Duft, Strahlkraft und Anmut zu überschütten."

Vermutlich wurde die Rose als eine der ersten Blumen in großem Stil angebaut und gezüchtet. Aufzeichnungen reichen mindestens bis ins China des 5. Jahrhunderts v. Chr. zurück. Erst im späten 17. oder frühen 18. Jahrhundert gelangten veredelte Rosen – die im Gegensatz zur Wildform wiederholt blühen – aus China nach Europa. Man geht davon aus, dass vier oder fünf „Rosenhengste" die Grundlage für viele faszinierende Fortschritte in der Züchtung bildeten, besonders in Frankreich und England. Heute schätzt man, dass es weit über 30.000 Rosensorten in unzähligen Formen, Größen und Farben gibt, darunter alle Schattierungen von Weiß, Gelb, Orange, Rosa, Violett und sämtlichen Rottönen.

Als Gewächs von eminenter kultureller Bedeutung spielt die Rose seit langem eine wesentliche Rolle in Literatur und Lyrik, in der Kunst und im Handel. In sämtlichen Weltreligionen steht die Rose mit dem Wunder der Liebe in Verbindung – was ihr in der Blumensprache fraglos die wichtigste Symbolik verleiht. Da Herzensdinge oft komplex und daher schwer in Worte zu fassen sind, bietet die Rose seit jeher das ideale Mittel zur nonverbalen Verständigung.

BEDEUTUNGEN UND SYMBOLIK

René Magrittes Gemälde *L'utopie* (Die Utopie) von 1945, das eine einsame blühende Rose in einer kargen Landschaft zeigt, galt nach dem Zweiten Weltkrieg als Sinnbild für die Schönheit und Zerbrechlichkeit des Lebens.

In der Kunst taucht die Rose schon im alten Ägypten auf und wird häufig zusammen mit Isis dargestellt, der ägyptischen Gottheit der Liebe, der Schönheit, der Mysterien und des magischen Wissens. Die Pharaonin Kleopatra, die man ebenfalls als Göttin verehrte, setzte gerne Rosenblüten ein und wollte wohl durch deren Duft in Erinnerung bleiben. Bevor sie zum ersten Mal auf Marcus Antonius traf, ließ sie, so erzählt man, ihr Schiff mit den Blüten füllen und die Segel in Rosenwasser tränken, damit die Römer ihr Kommen riechen konnten, lange bevor sie sie sahen. Ebenso bedeckte sie den Boden ihres Palastes knietief mit Rosenblüten, und selbst ihr Bad aus Eselsmilch war mit ihnen bestreut. Marcus Antonius jedenfalls war bezaubert, und die legendäre Liebschaft der beiden dürfte am Ursprung der Verknüpfung von Rosen mit Leidenschaft und Romantik gestanden haben.

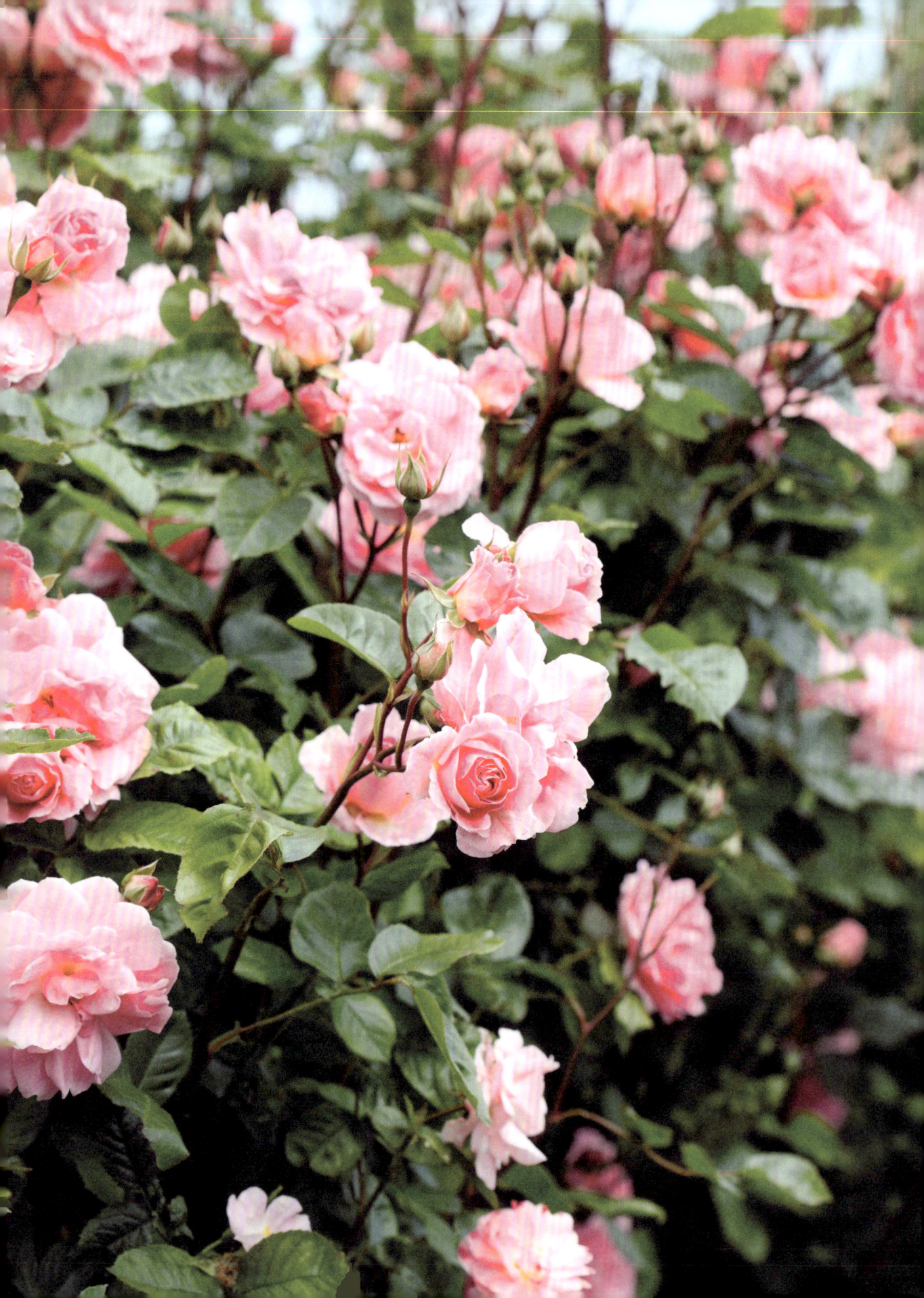

Einen Ehrenplatz hat die Rose auch in der griechischen Mythologie, in der zahlreiche Legenden die Blume mit den Göttern verbinden. Für die Griechen stand die weiße Rose für Anmut, Unschuld und Reinheit, die rote Rose dagegen für Liebe, Lust und Leidenschaft. Der Sage nach fand Chloris, die Göttin der Blumen, eines Tages im Wald den leblosen Körper einer schönen Nymphe. So sehr schmerzte es Chloris, diese liebreizende Kreatur tot zu sehen, dass sie beschloss, ihr neues Leben zu schenken, indem sie die Nymphe in eine Blume verwandelte, deren Charme und Schönheit alle anderen übertraf. Sie bat die Götter um Unterstützung: Aphrodite sollte ihr Schönheit und die drei Grazien Leuchtkraft, Lebenslust und Anmut verleihen; ihr Mann Zephyrus, der Westwind, blies die Wolken fort, damit der Sonnengott Apollon die neue Blume segnen konnte, und zu guter Letzt sorgte Dionysos, der Gott des Weines, für Nektar und süßen Duft. Von ihrem Werk waren die Olympier so begeistert, dass sie die Rose zur „Königin aller Blumen" krönten.

Bei der Geburt der Aphrodite soll der von ihrem Körper rinnende Meeresschaum sich als Symbol ihrer Reinheit in weiße Rosen verwandelt haben. Als sie später ihrem verwundeten Geliebten Adonis beistand, tropfte sie etwas von seinem Blut auf die weißen Rosen und färbte sie rot, was wiederum ihr Verlangen und ihre Leidenschaft verkörperte.

Die Römer griffen die griechische Liebesgöttin auf, nannten sie jedoch Venus. Sie waren nicht zuletzt durch ihren Handel mit Persien und dem Nahen Osten von der Rose fasziniert. In der römischen Mythologie stach sich Venus an einem Rosendorn in den Fuß, und es war ihr Blut, das die Rosen rot färbte.

Auch für die Römer war die Rose die Allegorie von Schönheit und Liebe, und in typisch römischer Manier setzten sie sie ausgiebig und exzessiv ein: Auf den Straßen und in den Häusern, bei Zeremonien und Banketten, auf Betten und in Räumen für Orgien wurden Rosenblüten ausgestreut, in den Brunnen des Kaisers und sogar in den öffentlichen Bädern floss Rosenwasser, man stopfte sich Blütenblätter in die Kissen, Rosen zierten manche Frisur, waren als Speisearoma beliebt und ebenso in vielen römischen Liebestränken und Aphrodisiaka enthalten.

Bei Feiern im alten Rom dienten Rosenblätter als Konfetti, Frischvermählte bekamen häufig eine Krone aus Rosen aufgesetzt, und bei den *Rosalia*-Festen, die zu verschiedenen Terminen, vor allem im Mai, stattfanden, spielte Rosenschmuck eine wichtige Rolle. Die Blume galt als Symbol für Verjüngung, Wiedergeburt und Erinnerung. Rosen wurden zum Gedenken an Verstorbene auf ihre Grabstätten gelegt und den Götterstatuen dargebracht.

Im vorchristlichen Deutschland assoziierte man die Rose mit dem Tod. Erst als die Europäer mit anderen Kulturen in Kontakt kamen, kam die Verbindung mit der Liebe auf. Nach dem Untergang Roms mieden die frühen Christen das Verzieren mit Rosen wie andere römische Bräuche, die sie mit Ausschweifung, Maßlosigkeit und Sünde verknüpften. Wegen der Beziehung der Rose zur Venus betrachtete auch die Kirche diese Blume als verwerflich, und eine Zeitlang waren Rosen sogar aus den Friedhöfen verbannt. Doch als die christlichen Ritter von den Kreuzzügen aus dem Heiligen Land (1096–1396) heimkehrten, brachten sie Rosenöl und Rosenwasser mit – und die Blume kam erneut in Mode.

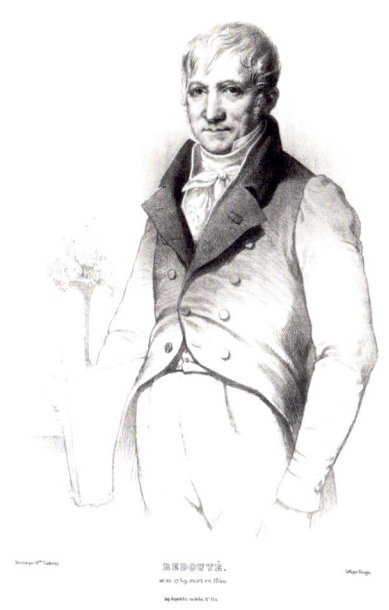

Im Jahr 1798 beauftragte Kaiserin Joséphine von Frankreich den „Raffael der Blumen", den belgischen botanischen Künstler Pierre-Joseph Redouté (1759–1840), ihre Rosen im Château de Malmaison zu malen. Seine 1824 fertiggestellte Aquarellsammlung *„Les Roses"* gilt als eines der schönsten Werke der botanischen Kunst, die je entstanden sind. Leider konnte Joséphine das fertige Buch nie bewundern, da sie bereits 1814 starb.

Zusätzlich zu ihrer sinnlichen Symbolik steht die Rose für Heimlichkeit und stillschweigende Absprachen – was wohl gleichfalls der griechischen Mythologie entspringt: Der Legende nach verschenkte Aphrodite eine Rose an ihren Sohn Eros, den Gott der Liebe, und der gab sie weiter an Harpokrates, den Gott des Schweigens, damit dieser die Schamlosigkeiten der Götter für sich behielte, und so wurde die Rose zum Sinnbild der Diskretion und Geheimhaltung.

Daraus entwickelte sich der Brauch, über Bankett- und Sitzungstischen echte oder ornamentale Rosen (als geschnitzte Rosetten oder in Gemälden) an der Decke anzubringen, um die Anwesenden an ihre Verschwiegenheitspflicht zu erinnern. So entstand die Wendung *sub rosa*, die so viel wie „im Vertrauen" bedeutet. Unter König Heinrich VIII. von England verbreitete sich diese Praxis, und noch heute findet man Deckenrosen in Häusern, deren Bewohner sich ihrer Aussage oft gar nicht bewusst sind. Im Christentum wurde *sub rosa* mit der Beichte in Verbindung gebracht, und Bilder von fünfblättrigen „Schweigerosen" auf Beichtstühlen weisen darauf hin, dass alle hier eingestandenen Sünden vertraulich bleiben. In der Sprache der Blumen kann die Rose also stillschweigendes Verständnis für Vertraulichkeit signalisieren, was sie zum perfekten Signal für ein unerlaubtes Stelldichein oder den Beginn einer Affäre macht.

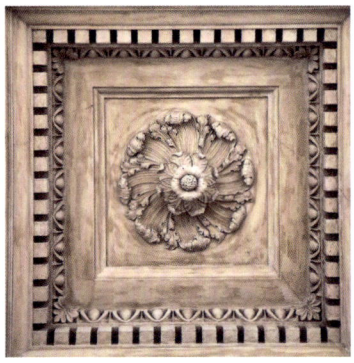

RELIGION

Rosen finden Erwähnung in allen großen religiösen Texten, ausnahmslos als Symbol für das Wunder der Liebe. Buddhisten und Hindus sehen alle Blumen, auch die Rose, als Ausdruck spiritueller Freude. In muslimischen Ländern gilt die Rose als Gleichnis für die menschliche Seele. Ihr Duft erinnert an Spiritualität, und beim Bau von Tempeln wurde dem Mörtel Rosenwasser zugesetzt.

Im Christentum ist die Rose mit dem Paradies verbunden und es heißt, erst als Adam und Eva aus ihm vertrieben wurden, habe die Rose ihre Dornen bekommen. Die weiße Rose wiederum ist eng mit der Jungfrau Maria verbunden, die in der Kunst gern in einem Rosenhag – dem Abbild des Gartens Eden – dargestellt wird. Maria trug den Beinamen „Rose ohne Dornen", da sie frei von Sünde war, und die fünf Blütenblätter der wilden Rose sollen den fünf Schlüsselfreuden ihres Lebens entsprechen: Verkündigung, Christi Geburt, Auferstehung, Christi Himmelfahrt und Mariä Himmelfahrt.

Die wachsende Marienverehrung im 12. Jahrhundert führte zu einer großen Verbreitung von Rosendarstellungen, die mit der Symbolik von Liebe, Aufopferung und Martyrium befrachtet waren. Rosen fanden sich oft in Altarbildern und in der Architektur von Kirchengebäuden, insbesondere an den Fenstern. Heute noch ist die Rose dort eines der häufigsten floralen Motive und taucht in unzähligen Kirchenmalereien, Ornamenten und baulichen Details auf.

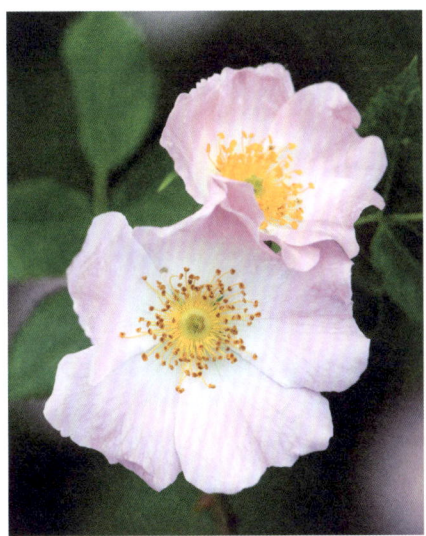

Rosen sind auch mit Glück und Wohlstand verbunden, und man sagt, ein Rosenaltar im Haus baue Spannungen ab und bringe Feuer ins Liebesleben. Hexen verwenden die Blume in Liebestränken und Zaubersprüchen, mit denen sich angeblich Wahrheiten offenbaren und Geheimnisse lüften lassen. Der Volksmund will außerdem wissen, dass ihr Duft die guten Feen anzieht, sodass man mit einem Rosenbeet vor dem Haus die magischen Wesen ins Haus locken und so positive Kräfte schöpfen kann.

Die Zartheit der sich entfaltenden Blüte lässt an zum Kuss geöffnete Lippen denken oder an die „Rosenvagina", die – zusammen mit der runden Hagebutte – weibliche Fruchtbarkeit, Verfügbarkeit und Sinnlichkeit suggeriert, gleichwohl geben die Kronblätter den Blick auf die Staubgefäße frei, die das männliche Geschlecht andeuten. In der Literatur ist das Konzept des „Erblühens" eine beliebte Metapher für sexuelles Erwachen und erotische Anziehung.

Für die indigene Bevölkerung Amerikas veranschaulichte die wilde Rose das Leben selbst. Manche Stämme glaubten, sie könnte vor Geistern schützen und legten Rosen in die Häuser oder Kleider von Menschen, die von Verstorbenen oder anderen Spukwesen heimgesucht wurden. Wildrosen zieren indianische Kinderwiegen, und das Rosenmotiv findet sich oft in der Volkskunst, etwa in Perlen- oder Federschmuck, um Überlebenskraft und Vitalität zu verkörpern. Im Großbritannien des 19. Jahrhunderts fügten die Viktorianer der Rosensymbolik weitere Schichten an Komplexität hinzu und erdachten neue Bedeutungen für die verschiedenen Farben und Stile der Blume. Getreu der Neigung jener Zeit zur Prüderie löste man sich von den eher erotischen und sinnlichen Konnotationen der Rose und legte mehr Wert auf galantes Werben und Romantik.

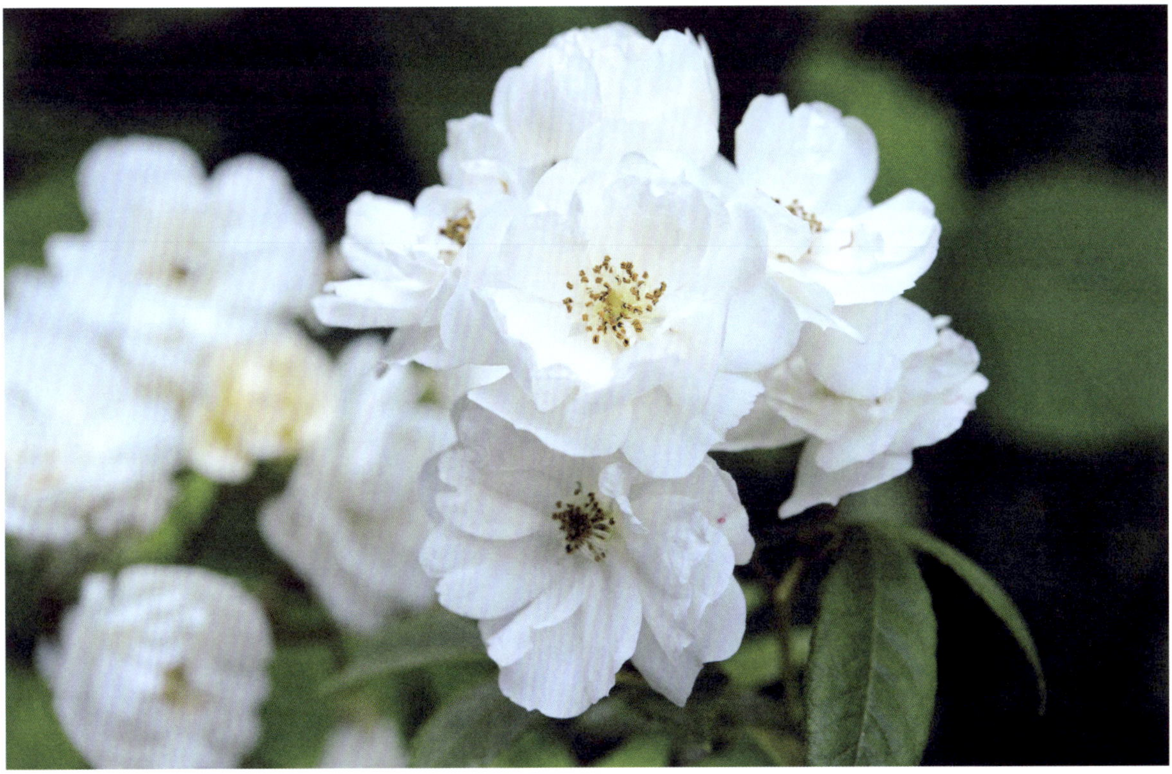

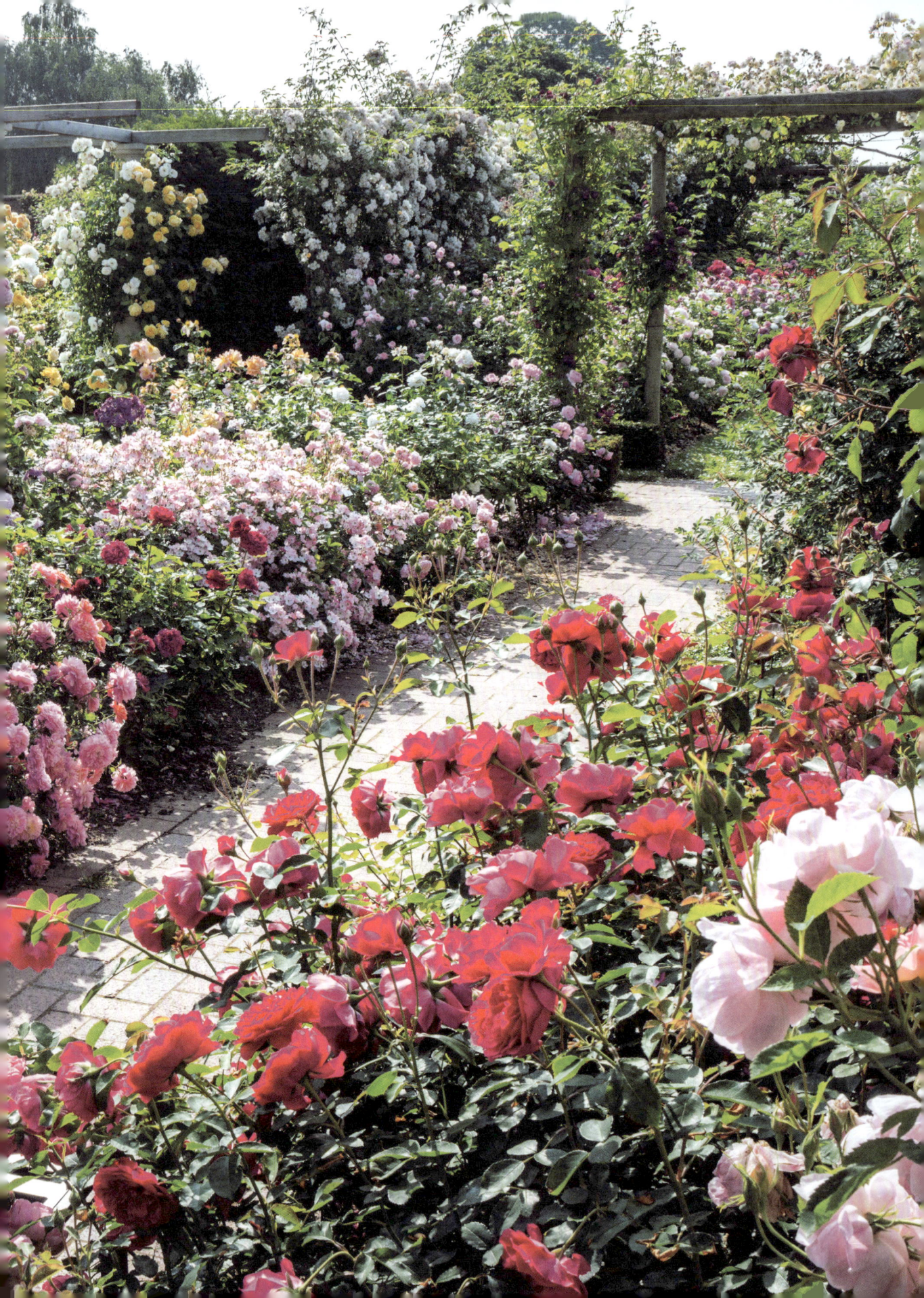

FARBEN

In der Sprache der Blumen steht die rote Rose für Romantik und heißt meist schlicht „Ich liebe dich". Einzeln drückt sie das Bekenntnis zu einem anderen Menschen aus, zwei zusammengebundene Rosen deuten auf eine Verlobung hin, während ein ganzer Strauß von Dankbarkeit und bedingungsloser Liebe zeugt. In einer Langzeitbeziehung offenbaren rote Rosen beständige Liebe, tiefe Verbundenheit und immer stärkere Zugehörigkeit. Selbst zur Beerdigung darf man rote Rosen verschenken: als Zeichen der anhaltenden Liebe zum Verstorbenen oder der liebevollen Unterstützung für die Hinterbliebenen.

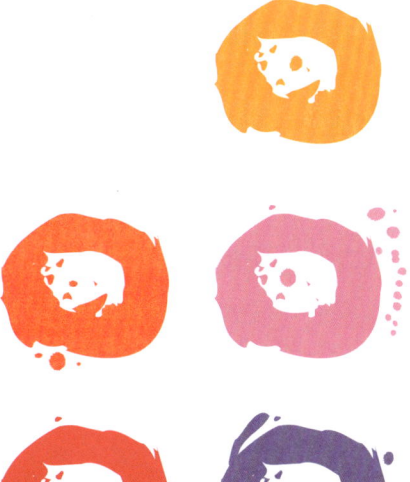

Die wohl stärkste Aussage der roten Rosen ist das intensive sexuelle Verlangen, schließlich ist Rot die Farbe von Hitze, Leidenschaft, Herzblut und Hingabe. Auch im *Kamasutra*, der berühmten Sanskritschrift aus dem 4. Jahrhundert über Sexualität, Erotik und emotionale Erfüllung, wird die Rose erwähnt. Dort liest man, eine brave Ehefrau könne mit ihr die geeignete Atmosphäre für die Liebe schaffen.

Rosa Rosen hingegen symbolisieren Freude und Freundschaft, und sie sind perfekt für ein Dankeschön. In Hellrosa zeigen sie Sympathie und Anerkennung, somit eignen sie sich bei Begräbnissen, um dem Verstorbenen diese Gefühle zu bekunden. Hellrosa ist außerdem eine gute Wahl für Besuche bei sterbenden oder schwerkranken Menschen. Dunkelrosafarbene Rosen wiederum passen besser, um Wertschätzung und Dankbarkeit auszudrücken.

Weiße Rosen vermitteln Reinheit und Unschuld: die Idee des Göttlichen in der irdischen Welt. Sie zu verschenken heißt: „Du bist himmlisch", „Meine Liebe zu dir ist rein" oder „Ich bin deiner würdig". Sie stehen für Jugend, Neuanfänge und auch ewige Treue; bei Hochzeiten sieht man sie oft als „Brautrosen". Auf Beerdigungen gelten sie als Symbol für die Reinheit der Seele der Verstorbenen; früher war damit deren Jungfräulichkeit verknüpft.

Ähnlich wie rote Rosen bedeuten Rosen in Orange-, Korallen- und Pfirsichtönen Verführung, Leidenschaft und Lust und sind hervorragend geeignet, um sexuelles Verlangen zu signalisieren. Orange suggeriert zudem Bewunderung, Faszination und tiefe Erregung.

Violette Rosen repräsentieren die Frühphase der Liebe (oder Liebe auf den ersten Blick) und lassen eine aufkeimende Romanze ahnen. Eine rosa-weiße Rose verbindet Liebe und Reinheit der Gefühle; sie enthält die Botschaft: „Ich liebe dich noch und werde das immer tun."

Gelbe Rosen schließlich stehen für Freude und Freundschaft, das perfekte Geschenk, um lieben Menschen Dank und gute Wünsche auszusprechen, aber auch um Geburten oder Geburtstage zu feiern. Möchte man Verehrern oder Geliebten klarmachen, dass sie diesen Status nicht mehr innehaben, ist Gelb ebenfalls die richtige Farbenwahl.

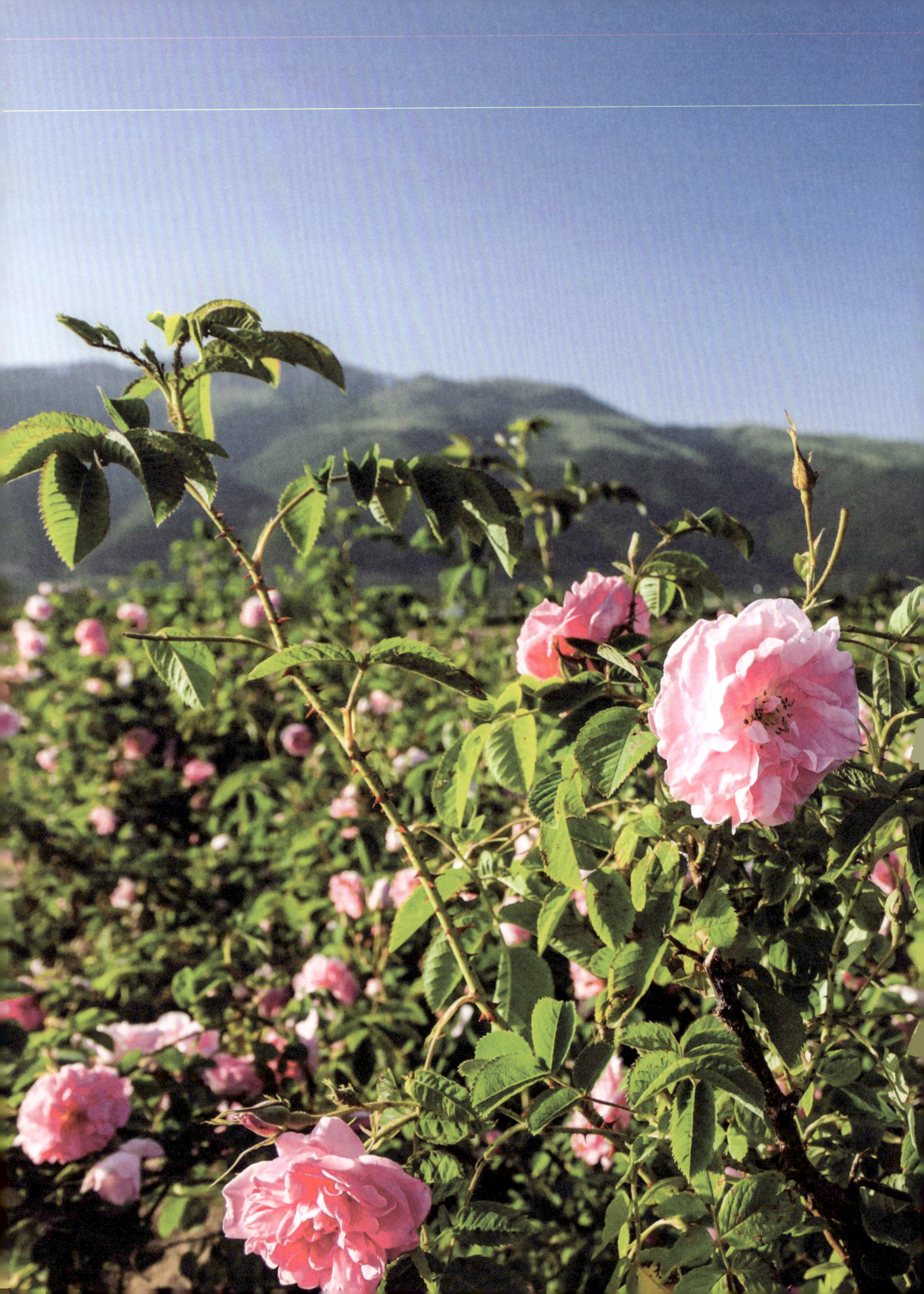

FORM UND SORTE

Neben der Farbe liegt auch im Alter der Rose eine Botschaft. Die Rosenknospe ist das Sinnbild für jugendliche Liebe, Unschuld und Anmut und wird häufig mit der aufkeimenden Weiblichkeit junger Frauen in Verbindung gebracht. Die volle Blüte entspricht der Frau auf ihrem sexuellen Höhepunkt, um die 30–45, und große, weit geöffnete Rosen verweisen auf die reife, erotisch erfahrene Frau.

Eine einzelne Wildrose zu schenken drückt Schlichtheit aus, während das Überreichen einer Hunds- oder Heckenrose (*Rosa canina*, eine der bekanntesten heimischen Wildrosen in Europa) Lust und Schmerz zugleich symbolisiert. Im Mittelalter deutete eine Hundsrose auf dem Bett eines Mädchens an, dass der König ein geheimes Rendezvous in seinen Gemächern wünschte. Auch heute kann eine Rose als diskretes Zeichen dienen, um jemanden heimlich auf ein Schäferstündchen einzuladen.

Dornen stehen sinnbildlich für späteren Ärger in einer Beziehung, daher entfernt man sie am besten. Verblühte Rosen bedeuten Traurigkeit und das Ende der Liebe, fallende Blütenblätter ihr Erlöschen. Wer also solche Assoziationen vermeiden will, sollte nur frische Rosen voller Lebenskraft verschenken.

PRAKTISCHE VERWENDUNGEN

Aus den Blütenblättern bestimmter Rosenarten wird, meist durch Dampfdestillation, ein ätherisches Öl gewonnen. Rosenöl hat einen köstlichen, intensiv süßen Geruch und ist seit der Antike häufig in Parfums und Pflegeprodukten enthalten. Daneben gilt es als natürliches Aphrodisiakum: Es soll das Herz erwecken und die Sinne anregen.

Die Beliebtheit von Rosen und Rosenprodukten führte in der Zeit von 900 bis 1600 n. Chr. zur Entstehung einer bedeutenden Rosenindustrie in Persien, die sich auf die arabische Welt ausbreitete, und es waren die Araber, die die Kunst der Destillation der Rosenessenz perfektionierten. Durch diesen technologischen Fortschritt entstanden neue Produkte, darunter eben Rosenöl und das dabei anfallende Rosenwasser. Bald nachdem die Araber das Rosenöl entdeckt hatten, wurde es eine wichtige Ware im Handel mit Europa. Heute ist das bulgarische Rosental *(Rosowa dolina)* ein Haupterzeuger von Rosenöl; andere wichtige Produktionszentren sind Kannauj in Nordindien und Grasse in Frankreich.

Verschiedene Rosen liefern subtil unterschiedliche Düfte: Die beiden Hauptsorten sind *Rosa damascena* (Damaszenerrose) und *Rosa centifolia* (Provence-Rose). Gepflückt wird vor Sonnenaufgang von Hand, und je nach Qualität braucht es rund vier Tonnen Blütenblätter (über eine Million Blüten), um einen Liter Rosenöl herzustellen. Es überrascht daher kaum, dass dieses ätherische Öl so teuer ist – und als Geschenk daher ein großzügiger Liebesbeweis.

Rosenwasser, ein Nebenprodukt des Destillationsprozesses, beinhaltet einen kleinen Anteil reinen Öls und findet ebenfalls Verwendung in Kosmetik, Medizin und bei religiösen Zeremonien. Es hat antiseptische und entzündungshemmende Eigenschaften, hilft also bei der Wundheilung und zur Beruhigung gereizter Haut. Rosenwasser duftet dezenter als Rosenöl, es wirkt stimmungsaufhellend und lindert Kopfweh und Migräne. Dank seines unverwechselbaren Geschmacks hat es eine lange Tradition in der nahöstlichen,

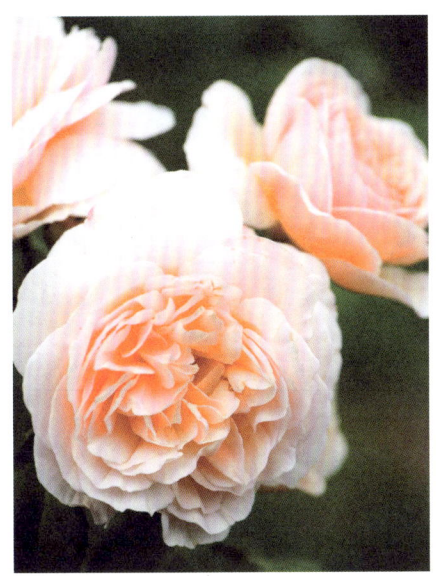

Der britische Rosenzüchter David Austin hat die teuerste Rosensorte der Welt hervorgebracht. Es kostete ihn 15 Jahre und angeblich drei Millionen Pfund, die apricotfarbene Sorte *„Juliet"* zu züchten, die 2006 auf der Chelsea Flower Show vorgestellt wurde.

persischen und südasiatischen Küche, vor allem in Süßspeisen wie Reispudding, *Baklava* und dem Geleekonfekt *Lokum*.

Die Früchte der Rose, die Hagebutten, sind nach dem Abfallen der Blütenblätter sichtbar; wie die Blüte selbst variieren sie in der Größe. Hagebutten haben einen hohen Gehalt an Vitamin C und werden zu Marmeladen, Gelees und Sirup verarbeitet. Im Zweiten Weltkrieg entdeckte die Wissenschaft, dass Hagebutten 20-mal mehr Vitamin C aufweisen als Orangen; sie sind auch eine gute Quelle für Vitamin A, D und E. Ein Öl aus Hagebuttenkernen kommt in Hautpflege und Kosmetikprodukten zur Anwendung, während Hagebuttenpulver ein taugliches Mittel gegen Entzündungen abgibt. Und Kinder stellen daraus „Juckpulver" her, indem sie das haarige Innenleben der Samenkapseln auskratzen. Eine rote Rose mit einer Hagebutte zu verschenken, könnte also so etwas besagen wie „Es juckt mich nach deiner Liebe".

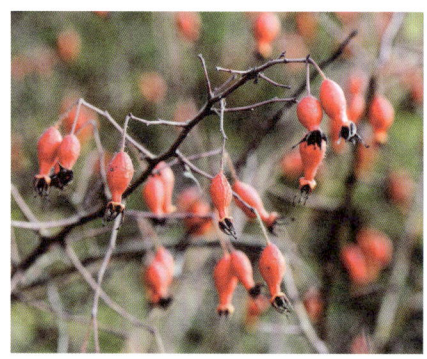

Am häufigsten jedoch begegnet uns die Rose als Schnittblume, denn in vielen Großstädten trifft man regelmäßig auf Verkäufer mit großen Sträußen einzelner Rosen. Als Sinnbild der Liebe ist die Rose natürlich bei Hochzeiten ein fester Bestandteil, und sie wird weltweit in Bouquets und als Schmuck verwendet. Im Milliarden Dollar schweren weltweiten Schnittblumenmarkt spielt die Rose eine Schlüsselrolle. Hauptgrund dafür ist zweifellos ihre romantische Symbolik, aber die zahlreichen anderen Sinninhalte der Blume verleihen ihr gewiss einen zusätzlichen Marktvorteil.

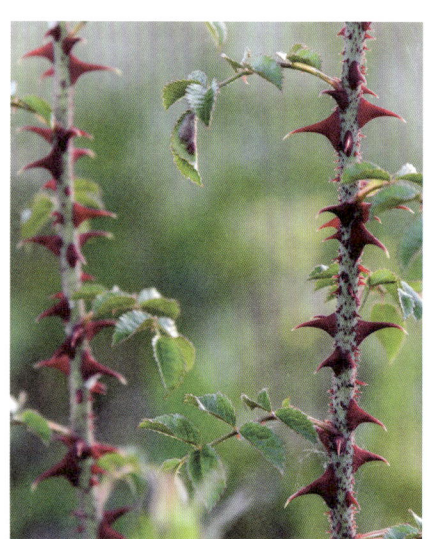

Im Nachwort zu seinem 1980 erschienenen Kultroman *Der Name der Rose* erläutert Umberto Eco seine Titelwahl: „Weil die Rose als Zeichenträger so reich an Bedeutungen ist, dass ihr inzwischen kaum noch eine bleibt." Tatsächlich löst sie in ihrer ungebrochenen Beliebtheit wohl mehr Assoziationen aus als viele andere Blumen. Und gerade in schwierigen Zeiten ist und bleibt eine Rose die perfekte Wahl, um Botschaften der Liebe und Zuneigung an nahe und ferne Menschen zu senden. Die Zukunft dieses uralten Symbols sieht damit ausgesprochen rosig aus.

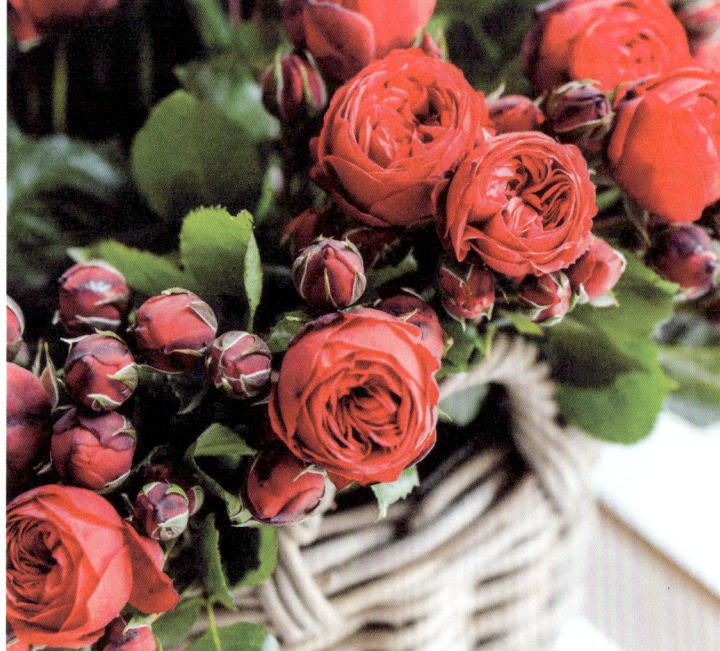

BOTANISCHE DETAILS

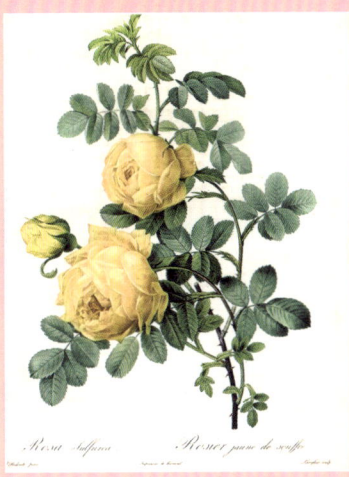

Pflanzenkundlich gesehen ist die Rose eine verholzende Staude aus der Gattung *Rosa*, die zur Familie der Rosazeen gehört. Es gibt über 300 Arten an Wildrosen, von denen etwa 30 aus Europa und Nordafrika, 20 aus Amerika stammen und der Rest aus Asien. Von den daraus gezüchteten Kulturrosen gibt es so viele Sorten, dass die gärtnerische Auswahl fast unüberschaubar ist: Strauchrosen, Bodendecker, Teehybriden, Floribundas, Kletter- und Ramblerrosen, Solitäre, gefüllte Rosen, Zwergsorten, wiederblühende Exemplare – die Liste ist schier endlos.

Kletterrosen neigen dazu, das ganze Jahr über beharrlich zu blühen, während Rambler das nur einmal tun, dafür aber eine beeindruckende Pracht hervorbringen. Letztere sind tendenziell gesünder und duften stärker – all das heißt es berücksichtigen, wenn man Gartenliebhabern eine Pflanzrose schenken möchte. Wer also ein spezielles Valentinstagsgeschenk sucht, wählt traditionelle Sorten, die stark duften und oft ganz besonders schön blühen.

BIBLIOGRAFIE

Baker, Margaret (2008, erstmals 1996). *Discovering the Folklore of Plants.* Shire Publications.

Begay, Odessa (2020). *The Language of Flowers.* Harper Design.

Binney, Ruth (2018, erstmals 2006). *Plant Lore and Legend.* Rydon Publishing.

Campbell-Culver, Maggie (2001). *The Origin of Plants.* Headline.

Culpeper, Nicholas (2019, erstmals 1653). *Complete Herbal.* Applewood Books.

Darcey, Cheralyn (2017). *Flowerpaedia: 1000 flowers and their meanings.* Rockpool Publishing.

de Latour, Charlotte (1858, erstmals 1819). *Le Langage des Fleurs.* Garnier Freres. Deutsche Übersetzung von Karl Müchler (1820): *Die Blumensprache oder Symbolik des Pflanzenreichs.* Karl August Stuhr.

Dietz, S. Theresa (2020). *The Complete Language of Flowers: A Definitive Illustrated History.* Wellfleet Press.

Dioskurides, Pedanios (1518, erstmals ca. 50–70 n. Chr.). *De Materia Medica.* Lunta. Deutsche Übersetzung von Max Wellmann (1906–1914). Weidmann.

Dodoens, Rembert (1554). *Cruydeboeck.* Plantin Press. Englische Übersetzung von Henry Lyte (1586, erstmals 1578). *A Niewe Herball.* Ninian Newton.

Eco, Umberto (1980). *Il nome della rosa.* Bompiani. Deutsche Übersetzung von Burkhart Kroeber (1982): *Der Name der Rose.* Hanser.

Fearnley-Whittingstall, Jane (1999). *Peonies the Imperial Flower.* Weidenfeld & Nicolson.

Folkard, Richard (2020, erstmals 1884). *Plant Lore, Legends and Lyrics.* Library of Alexandria.

Gerard, John (1943, erstmals 1597). *The Herball or Generall Historie of Plantes.* The Bodley Head.

Goody, Jack (1993). *The Culture of Flowers.* Cambridge University Press.

Gray, Samantha (2015, erstmals 2011). *The Secret Language of Flowers.* Cico Books.

Hammer-Purgstall, Joseph von (1809). *Sur le langage des fleurs.* In: *Fundgruben des Orients.* Anton Schmid.

Heilmeyer, Marina (2016). *Die Sprache der Blumen. Pflanzen und ihre symbolische Bedeutung.* Bessermann.

Johannsen, Rolf. H., & Rollig, Stella (2018). *Sag's durch die Blume: Wiener Blumenmalerei von Waldmüller bis Klimt.* Prestel.

Körner, Irmela (Hrsg.) (2006). *Briefe aus dem Orient: Frauenleben im 18. Jahrhundert.* Pro Media.

Lehner, Ernst & Johanna (2012, erstmals 1960). *Folklore and Symbolism of Flowers, Plants and Trees.* Martino Fine Books.

Mancott, Debra N. (2019, erstmals 2003). *The Pre-Raphaelite Language of Flowers.* Prestel.

McCabe, James D. (2003). *The Language and Sentiment of Flowers.* Applewood Books.

Potter, Jennifer (2010). *The Rose: a true history.* Callisto.

Powell, Claire (1977). *The Meaning of Flowers.* Jupiter Books.

Seaton, Beverly (1995). *The Language of Flowers: A History.* University of Virginia Press.

Shakespeare, William (Ausgabe von 2020; verfasst 1599–1601). *Hamlet.* Raubdruck (1603). Diverse deutsche Übersetzungen.

Thiselton-Dyer, T.F. (Nachdruck 2019, erstmals 1889). *The Folk-lore of Plants.* Forgotten Books.

Vatsyayana, Mallanaga (Ausgabe 2020, verfasst ca. 200–300 n. Chr.). *Das Kamasutra.* Deutsche Übersetzung von Klaus Mylius (1987). Reclam.

Weil, Martha S. (1988). *Magiferous Plants in Medieval English Herbalism.* University of Kansas.

Wortley Montagu, Lady Mary (2015, erstmals 1763). *The Turkish Embassy Letters.* Ravenio Books.

Zerling, Clemens (2013). *Lexikon der Pflanzensymbolik.* Synergia.

Ohne Autorennennung (2021)
Reader's Digest: Die besten Hausmittel aus aller Welt. Reader's Digest, Verlag Das Beste AG.

BILDNACHWEIS

Seite 8: Classic Image/Alamy Stock Foto; **Seite 12:** Andreas von Einsiedel/ Alamy Stock Foto; **Seite 18:** Tim Gainey/Alamy Stock Foto; **Seite 19 oben:** Visions/GAP Photos; **Seite 19 unten:** Tim Gainey/GAP Photos; **Seite 21 oben:** Handmade Pictures/Alamy Stock Foto; **Seite 21 unten:** Strauss Friedrich/Friedrich Strauss Gartenbildagentur; **Seite 22:** Rob Arnold/Alamy Stock Foto; **Seite 24 oben:** Volker Pape/Alamy Stock Foto; **Seite 24 links:** Strauss Friedrich/Friedrich Strauss Gartenbildagentur; **Seite 24 rechts:** Frank Teigler/Premium Stock Photography GmbH/Alamy Stock Foto; **Seite 25 oben:** Florilegius/Alamy Stock Foto; **Seite 25 unten:** Florilegius/ Alamy Stock Foto; **Seite 30:** Stefan Huwiler/imageBROKER/Alamy Stock Foto; **Seite 31:** Classic Image/Alamy Stock Foto; **Seite 32:** Zoonar/Peter Himmelhuber/Zoonar GmbH/Alamy Stock Foto; **Seite 33:** inga spence/ Alamy Stock Foto; **Seite 34:** John P Carr/Alamy Stock Foto; **Seite 35:** Frank Hecker/Alamy Stock Foto; **Seite 36 oben:** Tomasz Czajkowski/Alamy Stock Foto; **Seite 36 unten:** Kimberly Cafferky/Alamy Stock Foto; **Seite 36 rechts:** Stocksnapper/Alamy Stock Foto; **Seite 37:** Florilegius/Alamy Stock Foto; **Seite 42:** Andrea Jones/GAP Photos; **Seite 43:** ju_see/Shutterstock; **Seite 45 oben:** Natallia Khlapushyna/Alamy Stock Foto; **Seite 45 unten:** Arco/J. Pfeiffer/Imagebroker/Alamy Stock Foto; **Seite 46:** Andrea Jones/ GAP Photos; **Seite 47:** Sabina Ruber/GAP Photos; **Seite 48 oben:** Jonathan Buckley/GAP Photos; **Seite 48 unten:** Jonathan Buckley/GAP Photos; **Seite 48 rechts:** Annaick Guitteny/GAP Photos; **Seite 49:** Hamza Khan/ Alamy Stock Foto; **Seite 54:** Juliette Wade/GAP Photos; **Seite 55 oben:** wu kailiang/Alamy Stock Foto; **Seite 55 unten:** ICP/incamerastock/Alamy Stock Foto; **Seite 57:** George Ostertag /agefotostock/Alamy Stock Foto; **Seite 58:** oxana medvedeva/Alamy Stock Foto; **Seite 59 oben:** Strauss Friedrich/ Friedrich Strauss Gartenbildagentur; **Seite 59 unten:** Richard Bloom/GAP Photos; **Seite 60 oben:** lbarley Stockimo/Alamy Stock Foto; **Seite 60 unten:** Mariia Mutova/Alamy Stock Foto; **Seite 60 rechts:** shapencolour/Alamy Stock Foto; **Seite 61:** Florilegius/Alamy Stock Foto; **Seite 66:** John Glover/ GAP Photos; **Seite 68:** Dianna Jazwinski/GAP Photos; **Seite 69:** Lumi Studio/Shutterstock; **Seite 70 links:** Jacqui Hurst/GAP Photos; **Seite 70 rechts:** Nova Photo Graphik/GAP Photos; **Seite 71:** Hamza Khan/Alamy Stock Foto; **Seite 75:** Sabina Ruber/GAP Photos; **Seite 76:** Mark and Connie Hurd/Alamy Stock Foto; **Seite 77:** Fiona Rice/GAP Photos; **Seite 78 oben:** Beryl Peters Collection/Alamy Stock Foto; **Seite 78 unten:** Juliette Wade/GAP Photos; **Seite 79:** bilwissedition Ltd. & Co. KG/Alamy Stock Foto; **Seite 84:** Annaick Guitteny/GAP Photos; **Seite 85:** Natural History Museum, London/Alamy Stock Foto; **Seite 86:** M.Sobreira/Alamy Stock Foto; **Seite 87 oben:** Jonathan Buckley/GAP Photos; **Seite 87 unten:** Jason Ingram/GAP Photos; **Seite 88:** Howard Rice/GAP Photos; **Seite 90:** Suzuki Kaku/Alamy Stock Foto; **Seite 91:** Mark Bolton/GAP Photos; **Seite 92 oben:** Jason Ingram/GAP Photos; **Seite 92 unten:** Alexander Dvoeglazov/Alamy Stock Foto; **Seite 92 rechts:** Matteo Carassale – Stylist: Roserosse/GAP Photos; **Seite 93:** Florilegius/Alamy Stock Foto

Illustrationen
Shutterstock: Seite 14, 15: Angry_red_cat; **Seite 26, 27:** TheMumins; CloudyStock; **Seite 38, 39:** Marta Jonina; Simple Line; Foxyliam; beta757; **Seite 50, 51:** Maksym Godlevskyi; **Seite 61; 62:** Purebo; Botanical Art studio; Jeanna Draw; **Seite 72/73:** Bukhavets Mikhail; Jeanna Draw; **Seite 80, 81:** Tamashi; LivDeco; Elta11; **Alamy Stock Vector: Seite 50, 51:** sudarat wilairat; Kanlayarawit Boonma

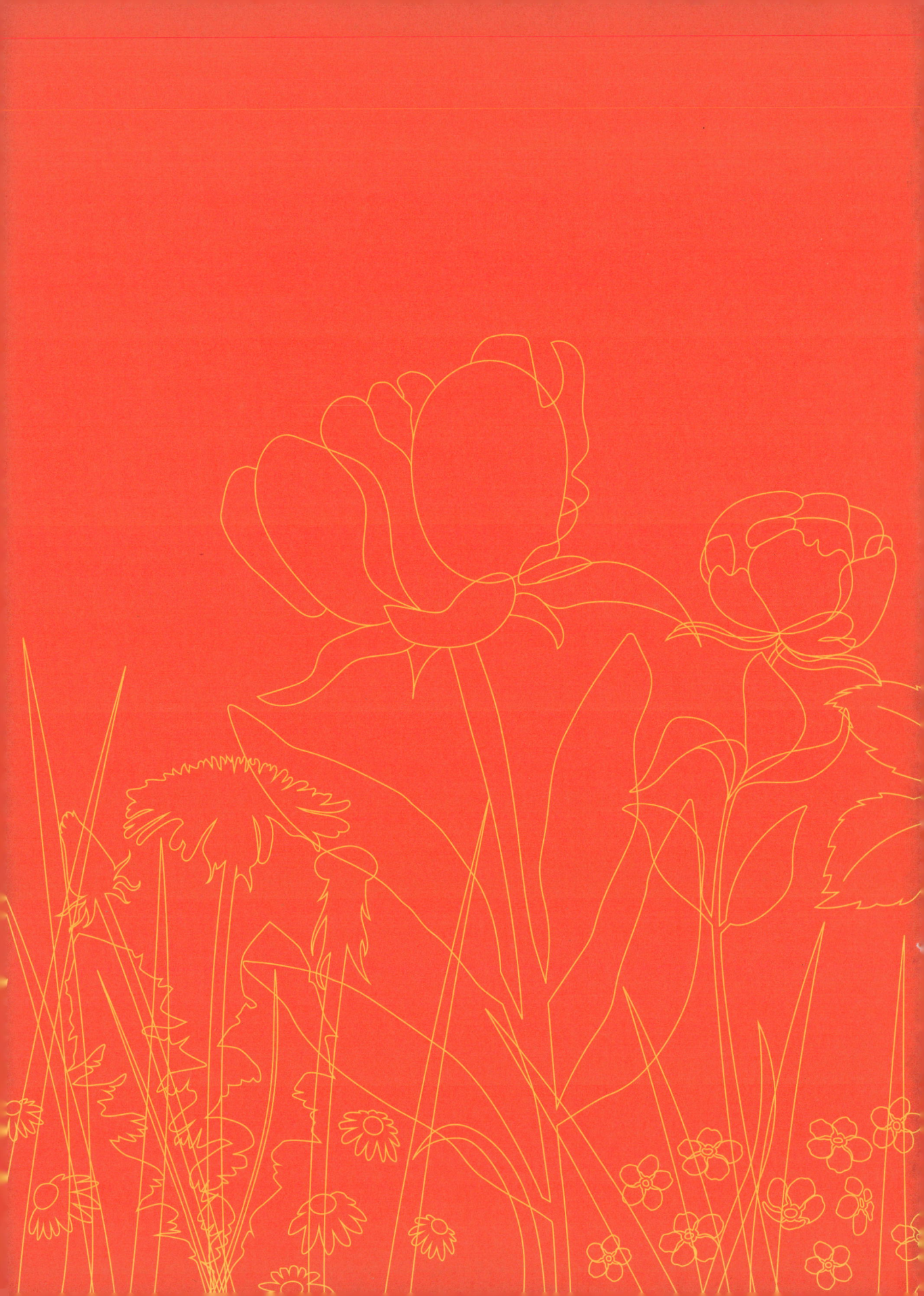